こころの健康と精神保健

東京慈恵会医科大学客員教授 森 温理 著

第2版

医学出版社

第2版 まえがき

初版発行以来，7年が過ぎた。

この間の大きな事件として2013年にDSM-5が刊行されたことがある。そこで，本書でも初版で引用したDSM-Ⅳからの図表はDSM-5のものに切り替えた。また，患者さんや疾患に関する調査，統計などの数字もできるかぎり最近のものに新ためるようにした。

こころの健康に関するニーズは一段と高まっている。この第2版が引き続きこの領域に関心を持たれる方々のためにお役に立つことを心から願っている。

終わりに，第2版出版まで多くのご尽力をいただいた医学出版社七海英子氏はじめ関係の皆様に厚く感謝する。

2019年 3 月

著　者

まえがき

　今日，こころの健康に関する社会的ニーズはかつてないほど高まっており，精神保健（メンタルヘルス）の重要性がますます認識されつつある。

　精神保健に関する著書も大，小を問わず種々特色のあるものが出版されているが，本書は看護専門学校や精神科関連施設での職員研修会の折に行った精神保健の講義の内容を，一般の方々にも興味を持っていただけるようにできるだけ簡潔にまとめたものである。

　ただし講義という性格上，最近のトピックス的課題よりも，精神保健の基礎的な知識の理解により重点が置かれている。また，精神疾患については重要な疾患をすべて網羅しているわけではないことをお断わりしておく。

　ともあれ本書が精神保健・医療・福祉にたずさわる職種の方々，および一般の読者の方々にとって少しでもお役に立つことができれば幸いである。終わりに，本書出版までに多大なご尽力をいただいた医学出版社七海英子氏はじめ関係の皆様に厚く感謝する。

　2012 年 1 月

横浜の自宅にて　著　者

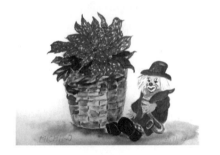

目　　次

はじめに …………………………………………………………… 1

第1章　こころの健康と不健康 ………………………… 5

　1　こころの健康とは……………………………… 5

　2　こころの健康についての諸学説…………… 7

　3　こころの不健康………………………………… 8

第2章　こころのしくみ──脳の働きとこころ ……… 11

　　1．大脳皮質………………………………14

　　2．大脳辺縁系……………………………15

　　3．間脳……………………………………15

　　4．脳幹……………………………………15

　　5．小脳……………………………………15

第3章　こころの発達 ……………………………………… 17

　1　人の発達段階の年齢区分………………………17

　2　こころの発達についての諸理論……………18

　　1．ハヴィガーストの発達課題理論………19

　　2．エリクソンの心理社会的発達理論……21

　　3．ピアジェの認知発達理論………………23

　　4．フロイトの精神性的発達理論…………24

第4章　ライフサイクルとこころの働き …………… 27

1　乳幼児期……………………………………………27

　1．乳幼児期の特性……………………………………27

　2．乳幼児期の精神保健的課題…………………28

　　1）自閉症……………………………………………29

　　2）アスペルガー症候群

　　　（アスペルガー障害）…………………30

　　3）愛着障害………………………………………31

　　4）被虐待児症候群……………………………32

　　5）神経症性障害（神経症）………………32

2　学童期……………………………………………………34

　1．学童期の特性………………………………………34

　2．学童期の精神保健的課題…………………35

　　1）学習障害………………………………………35

　　2）注意欠如・多動性障害…………………36

　　3）素行（行為）障害…………………………37

　　4）知的障害………………………………………38

　　5）てんかん………………………………………39

　　●発達障害（まとめ）…………………40

3　思春期・青年期………………………………………42

　1．思春期・青年期の特性…………………………42

　2．思春期・青年期の精神保健的課題…………43

　　1）思春期・青年期にみられる

　　　不適応状態………………………………44

　　2）摂食障害………………………………………45

3）神経症性障害……………………………47

　　　4）パーソナリティ障害………………………49

　　　5）統合失調症…………………………………52

　　　6）薬物乱用と依存……………………………57

　　　7）ゲーム障害…………………………………61

　4　成人期………………………………………………62

　　1．成人期の特性……………………………………62

　　2．成人期の精神保健的課題………………………63

　　　1）女性の精神保健的課題……………………63

　　　2）うつ病………………………………………66

　　　3）アルコール依存症…………………………71

　　　4）不眠症………………………………………73

　5　老年期………………………………………………75

　　1．老年期の特性……………………………………75

　　2．老年期の精神保健的課題………………………76

　　　1）器質性精神疾患……………………………77

　　　2）機能性精神疾患……………………………80

　　　3）老年期のこころの健康に対する対策…82

第5章　生活の場とこころの働き……………………… 85

　1　家庭と精神保健……………………………………85

　　1．家庭の機能と家族が抱える問題…………85

　　　1）核家族化と家族生活のスタイルの

　　　　　変化……………………………………………86

　　　2）離婚の増加…………………………………87

　　　　3）少子化傾向……………………………87

　　　　4）高齢社会の出現…………………………88

　　2．家族保健の課題…………………………………88

　　　　1）子育てストレス…………………………88

　　　　2）ドメスティック・バイオレンス………89

　　　　3）家庭内暴力………………………………89

2　学校と精神保健………………………………………90

　　1．学校の機能と学校が抱える問題………………90

　　　　1）不登校……………………………………91

　　　　2）校内暴力…………………………………92

　　　　3）いじめ……………………………………93

　　　　4）学級崩壊…………………………………94

　　　　5）子どもの自殺……………………………95

　　2．学校精神保健の課題……………………………95

　　　　1）スクールカウンセラーの役割…………95

　　　　2）教師のメンタルヘルス…………………96

3　職場と精神保健………………………………………97

　　1．職場をめぐる問題………………………………97

　　　　1）うつ病……………………………………99

　　　　2）心身症……………………………………99

　　　　3）過労死……………………………………100

　　　　4）燃えつき症候群…………………………101

　　　　5）テクノストレス…………………………101

　　2．職場精神保健の課題……………………………102

4　地域社会と精神保健…………………………………104

1．地域社会をめぐる問題……………………… 104

2．地域精神保健の課題……………………… 105

　　1）地域精神保健からみた精神疾患の

　　　予防……………………………………… 105

　　2）地域精神医療・保健・福祉の

　　　システム作り………………………… 106

　　3）社会的支援ネットワーク…………… 108

第6章　ストレスとこころの危機……………………… 111

1　こころの危機的状況……………………… 111

2　危機の種類………………………………… 112

3　危機的状況に対するこころの反応……… 113

　1．一般的反応……………………………… 113

　2．防衛機制………………………………… 114

4　ストレスと対処行動……………………… 117

5　レジリエンス……………………………… 118

第7章　精神保健医療の歴史 ……………………… 119

1　1900年から第二次世界大戦まで ……… 119

2　第二次世界大戦より現在まで…………… 121

付表　精神保健医療の歴史 ……………………… 125

索引 ……………………………………………… 129

はじめに

　精神保健（メンタルヘルス）とはこころの健康に関する学問的ならびに実践的活動であって，こころの不調・不健康の兆しを早期に発見し，こころの健康を守り，こころの病（精神疾患）を予防することを目的としている。本来，人のこころと身体とは表裏一体をなすもので，こころの健康と身体の健康とを画然と区別することはできないが，こころの病を含めたこころの不健康に対する予防や治療には身体の場合とは異なったアプローチが必要であり，したがって精神保健という新しい分野が生まれてきたということができる。

　精神保健はかつて**精神衛生**と呼ばれていたが，精神衛生という言葉は精神疾患の予防という面が強かった。これに対し，**精神保健**という言葉は一般の人びとも含めた社会全般を対象としたこころの健康の保持，増進を目指すより広く，包括的な意味合いを持つと考えられる。わが国では 1950 年に制定された「精神衛生法」が，1987 年「精神保健法」として改正されたことも契機となって国際的に通用しやすい精神保健という名称が広く用いられるようになった。このように歴史的にみると，もともと精神保健は精神障害者の救済という社会運動から出発し，その活動は主として精神障害者の発生予防と社会的処遇にあったが，今日では一般の人びと（健常者）のこころの健康の保持，増進をはかる運動にまで発展しているといえる。

　ここで精神保健の対象を**広義の精神保健**と**狭義の精神保健**とに分けてその関係をみると図１のようになる。すなわち，外側の大きな円が一般の人びと（健常者）も含めたこころの健康の保持，増進をはかる広義の精神保健であり，内側の小さい円がこころの病気（精神疾患）の治療と

予防とを対象とする狭義の精神保健であるといえよう。またその中間に明らかな精神疾患とまでは診断されなくても**こころの不調・不健康**を示すさまざまな状態があり，多くの援助を必要とする領域がある。この領域ではある集団（社会）と時代の平均概念からの逸脱が問題になるが，このような事例にあっては正常，異常の判断が難しいこともある。いずれにしても，これら広般な領域における精神保健の課題を考えるとき，人のライフサイクルや生活の場と関連してその時代の流れ，社会・経済的背景などがこころの健康に大きな影響を及ぼし，いろいろな形での健康被害を招き，こころの危機をもたらしていることが分かる。

　とくに近年，精神科受診者数は急速に増加しており，1970年代頃は70～80万人であったが，2015年には1,265万人と15.8倍にも達している（患者調査2015）。この数字は国民の100人に1人にあたる。この間，入院患者は28万人前後で，むしろわずかずつ減少傾向にあるので，増加の原因は外来患者が増えたことによるものである。また増加のみられ

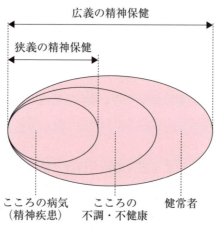

図1　広義の精神保健と狭義の精神保健

た疾患はうつ病や神経症性障害，ストレス関連障害，アルツハイマー病を中心とする認知症，児童・思春期の例などで，疾病の構造が統合失調症主体となっていた時代と比べ大きく変化しているのが分かる。

世界保健機関（WHO）によると**障害調整生命年**（DALY：Disability-Adjusted Life Years）すなわち健康・生活被害指標（病気や障害による損失の大きさ）に基づくと，わが国も含めた先進国ではそのトップに精神疾患が位置付けられており，がん，循環器疾患とならんでいまや主要な三大疾患の1つとなっている。このような状況からみても，こころの不健康，こころの病を対象とする精神保健の重要性はグローバルなものであることが十分にうかがえる。

本書では第4章で，ライフサイクルの観点から，人の生涯を乳幼児期から老年期までにわけてそれぞれの時期における精神保健的課題を説明することにしたが，一方では第5章で，生活の場という観点から家庭，学校，職場，地域などそれぞれの場における精神保健的課題を取り上げた。また，その中で精神保健の理解にとって必要なこころの発達，こころの働きに関しても解説を加えることにした（第2，3，6章）。

最後に，精神保健への思いを深めるために，わが国および諸外国における精神保健医療の変遷の歴史を簡単にまとめておいた（第7章および付表）。

4

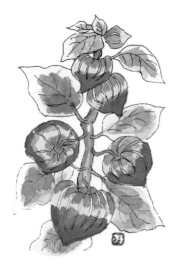

1 こころの健康と不健康

1 こころの健康とは

　健康とは何かを定義することは難しい。通常われわれはからだの健康については，身体の機能が正常に営まれていて，少なくともとくに苦痛や不快感がなく，日常生活が支障なくできる状態であるときからだは健康であると考えている。こころについても基本的には同じである。

　ただ，われわれが健康であると感じていても身体のどこかに病気が潜んでいることもあるし，また病気になってはじめて健康とはどういうものであるかに気づくことも事実である。さらに，こころの場合には，周囲の人からみると病的と思われるのに，本人自身はまったく健康だと考えていることもある。

　またからだの健康については種々の医学的検査によってある程度知ることができるが，こころの健康についてはまだそれを測定する十分な方法がない。心理検査などもあるが，それも一つの補助的手段である。したがって，こころの健康の基準を作ることは難しい。

　ここで，世界保健機関（WHO）による健康の定義を挙げてみると，

健康とは「身体的，精神的，社会的に完全によい（調和のとれた）状態（well-being）であり，単に病気や虚弱ではないということではない」としている（1948）。なお，WHOはのちにスピリチュアル（spiritual）にも，という条件を付け加えている（1999）。

　一方，WHOは**精神的健康の状態**として，①精神障害がないこと，②不安，苦悩が強くないこと，③社会に適応していること，④自己の役割を果たす努力をしていること，⑤自己表現を目指していることなどを挙げている。すなわち個人が自分自身の能力を認識し，日常的なストレスに対処でき，生産的かつ有意義に働き，自分のコミュニティに貢献できる状態を精神的に健康なものとしているのである。

　このような考え方からすると，一般的にいって人は次のような状態のとき，まず精神的に健康であるといってよいと思われる。

①　性格に調和があり，一貫したまとまりと安定を持っている。

②　自分をとりまく現実をありのままに受けとめることができる。

③　不安や葛藤があってもある程度それをコントロールしている（つまり感情の処理や衝動の統制ができる）。

④　自己の主体性を持ちながら，他人との間によい人間関係を保つことができる。

⑤　新しい課題に直面したとき，現実的，合理的な解決を計れる。

⑥　日常生活の中に楽しみを感じ，社会的役割と活動とをすることができる。

⑦　将来に対して可能性や希望を持ち，自己実現を目指すことができる，などである。

2 こころの健康についての諸学説

　米国の心理学者 A. H. マズローは人間の欲求を図2のように5段階のピラミッドで説明した（「マズローの欲求階層説」）が，そのうち最高段階である「自己実現の欲求」をなし遂げた人の心理的特徴を分析し，そこからこころの健康の指標として，①現実を的確に認知し，現実とよい関係を結べること，②自分自身・他者・人間性の現実を受け入れること，③自ら考え，感じ，行動すること，④自意識過剰にならず問題に焦点を当てること，⑤抵抗や拒否にあっても自分の目的や計画を追求できること，⑥自分の世界を持ち，他人のプライバシーを尊重できること，⑦共同体的感覚を持てること，⑧親や愛する人と親密な関係を持てることなど15項目を挙げて説明している。

　同じく米国の心理学者 G. W. オルポートは成熟したパーソナリティすなわちこころの健康の基準として，情緒の安定性，適度な情緒表現，

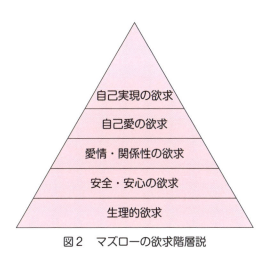

図2　マズローの欲求階層説

外的刺激の選択的受容，情緒の分化と統合，感受性と社会化など6つの基準を重視している。またパーソナリティとは個人の環境に対する独自の適応を決定する精神−身体的システムのダイナミックな組織化であると述べている。

　また，のちに述べるように E. H. エリクソンは人の発達段階におけるそれぞれの心理的・社会的危機を克服することによってこころの健康がもたらされると考えており，R. J. ハヴィガーストも乳幼児期から老年期にいたる各時期の発達課題を克服していくことがこころの健康にとって必要であるとしている。

　これらの諸学説はいずれもわれわれがこころの健康を考えるときに参考となるものであろう。

③ こころの不健康

　なんらかの原因でこころの働きがバランスを失うとさまざまの不調，不健康な状態が出現し，さらに進むとこころの病（精神疾患）にまで至ることはいうまでもない。人間のこころにはさまざまな内的・外的ストレスに対して，防衛機制あるいは適応機制と呼ばれる心理過程があって，無意識に感情的葛藤や欲求不満を処理することができるようになっている。しかし，処理の仕方にも健康な方向のものと，結局は葛藤や不満を解消させることなく，さまざまな病的な症状を形成してしまう不健康な方向のものとがある。こころの働きがバランスを失い，適切な行動を取ることができなくなると，本人にとっては苦痛や悩みとして感じられ，また他人からみると不適切な，あるいは異常な行動と思われるようなことが起こってくる。

　このように，こころの不健康な状態は本人の主観的な感じ（自覚症

状）として，また他人からみて分かる客観的な変化として現れるが，その兆しにはさまざまのものがある。一般的にいって次のようなことに注意する必要があると思われる。

① 普段と異なって無口となり，表情が乏しくなって，周囲との接触を避け，ひきこもりがちになる。

② 不平や不満が多くなり，いらいらした感じで怒りっぽく，他人と衝突しやすくなる。つまり感情のコントロールができなくなり，感情の起伏が激しくなる。

③ いろいろと身体の不調を訴えるようになる。ただし検査の結果ではこれといった所見はみられない。

④ 日常の仕事や活動のペースが乱れ，能率が低下してくる。

⑤ 生活が全般的に無気力となり，だらしなくなる（時間，服装など）。

⑥ アルコールや睡眠薬などに頼るようになる。

⑦ 不登校や出社拒否といった状況が起こってくる。

⑧ 浪費，家出，放浪，自殺未遂，暴力行為などの問題行動を起こす。

このような精神的に不健康状態の兆しを早期に発見して対策を立てることによって，こころの健康を守り，ひいてはこころの病を予防することが精神保健の重要な課題となる。

10

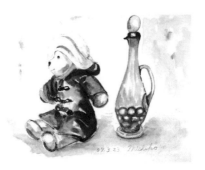

2 こころのしくみ
―脳の働きとこころ

　こころの健康の基礎となるこころの働き，つまり精神機能を支えているのは人の脳である。ここではこころの働きと脳との関係について簡単に触れておきたい。

　そのまえに人の脳はどうなっているのだろうか，概観してみよう。

　① 脳は千数百億からなる神経細胞の巨大なネットワークであって，大脳ではその 1 mm^3 に 10 万個の神経細胞が存在している。

　② 神経細胞は細胞体とそれから出る軸索，樹状突起から成るが，これをニューロンと呼ぶ（図3）。脳全体のニューロンをつなげると 100 万 km に及ぶ。

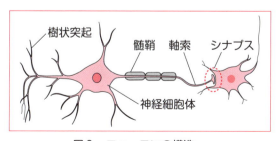

図3　ニューロンの構造

③ 神経細胞間には接合部（シナプス）があり，そこを通して神経インパルスが伝達されるが，その役割を荷っているのは神経伝達物質と呼ばれるノルアドレナリン，ドパミン，セロトニン，アミノ酸などの化学物質である。神経細胞には約1万個のシナプスが存在し，シナプス間隙は1mmの5万分の1である。
④ 神経細胞は層構造（大脳皮質ではⅠ～Ⅵ層）をなしているが，これが高度の情報処理の実現に役立っている（図4）。
⑤ 脳は生物進化の過程で新たな機能を加えながら変化，発達してきたと考えられる。

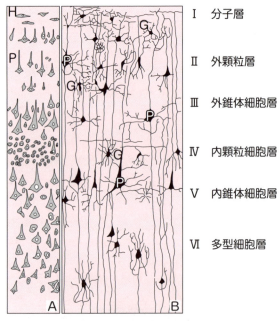

図4　大脳新皮質の6層構造
　　Aはニッスル染色，Bはゴルジ染色によるもの，P：錐体細胞，
　　G：顆粒細胞，H：水平細胞（Crosbyら，1962より改変）。

脳の働きには感覚，知覚，運動，記憶，認知，行為，言語，思考，学習，感情，欲求，意識，本能（食，性，睡眠）などに関するものがあり，さらに自律神経系や内分泌系の機能にいたるまで実にさまざまな領域がある。脳はこれらの働きによって外界からの情報を処理し，必要な行動を決定し，その上に意識を発生させ，こころを宿し，高次な精神活動を行う。そしてその基盤の上に人間社会が成り立っているのであっ

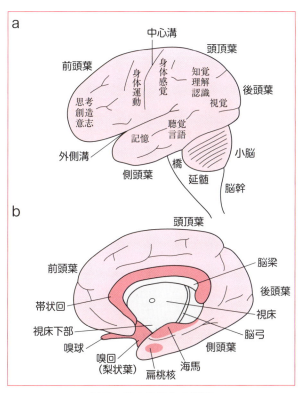

図5　脳の各部位の機能
a. 大脳皮質の機能局在
b. 大脳正中断における大脳辺縁系の模式図。海馬，梨状葉，扁桃核，帯状回などをまとめて大脳辺縁系と呼ぶ。

14 第2章 こころのしくみ―脳の働きとこころ

て，まさしく「脳を知ることは人間を知ること」につながっているといえよう。

　脳はいくつかの部位に分けられるが，主な部位は大脳皮質，大脳辺縁系，間脳，脳幹，小脳などである（図5）。これらの部位はそれぞれ必要な機能を分担し，同時に脳全体としての働きに参加している。

1. 大脳皮質

　脳の表面を包む大脳皮質は新皮質ともいわれ，前頭葉，頭頂葉，側頭葉，後頭葉に分けられるが（図5a），これを広げてみると新聞紙一枚ほどの大きさになる。大脳皮質は動物の中でも人においてとくに発達しており，前頭，側頭，頭頂，後頭がそれぞれ脳各部位からの情報を受け取って統合し，高度な処理を行う所を大脳皮質連合野といい，人の高等な神経活動が営まれているところである。

　「前頭連合野」は他の連合野からの長期記憶を引き出し，作業記憶（ワーキングメモリ）上で操作を行い，そのときどきに最も適切な計画，行動を決定する作用をもつ。思考，創造，意志，感情，人格などに関係する部位とされている。

　「頭頂連合野」は視覚，聴覚，身体感覚などの領野からの情報を統合し，運動制御，注意制御を行う。知覚，理解，認識に関係する部位と考えられている。

　「側頭連合野」は視覚と聴覚の領野からの情報を受けて物体の認知，意味記憶を蓄える。聴覚，言語，記憶に関係する部位とされている。

　「後頭連合野」は主に視覚に関する情報を統合し，処理している。

2．大脳辺縁系

　大脳辺縁系は発生的に古い皮質であって，嗅回（梨状葉），帯状回，海馬，扁桃体を含み，主に本能(欲求)，情動，記憶に関係する（図5b）。

3．間脳

　間脳は視床，視床下部，下垂体などを含むが，視床は身体末梢からの知覚を大脳皮質に伝えるための中継路であるとともに，感情に関する部位である。また視床下部は自律神経系や内分泌系の中枢である（図5b）。

　大脳皮質を人を代表する脳とすれば，大脳辺縁系や間脳は人のみならず哺乳動物一般にみられる脳である。

4．脳幹

　脳幹は中脳，橋，延髄を含むが，ここには，意識，呼吸，循環など生命維持に必要な機能があり，また睡眠−覚醒のリズムを司る部位でもある（図5a）。この部位は爬虫類とも共通のもので，いわば命の脳とでもいうべき所である。

5．小脳

　小脳は運動や体位の調節に関係している。

　ちなみに脳の重さは新生児 400g，小児 1,000g，成人 1,400g，老人 1,300g である。このうち脳各部位の重さは，成人でみるとおよそ大脳 1,000g，小脳 130g，脳幹 220g である。また，他の動物との脳の重さの

比較では日本ザル80g，チンパンジー400g，マウス2gである。

　さまざまな脳の疾患や外傷などによってこれらの脳部位が損傷を受けると，それぞれの働きに異常が起こり，直接，間接に精神機能，つまり，こころの働きにも影響を及ぼすことになる。頭部外傷や脳血管障害によって起こった脳部位の小さな損傷が失語，失行，失認，記憶障害などを引き起こすことが知られている（**高次脳機能障害**という）。このように，脳の働きは生命維持や本能など生きるために基本的な低次の機能から，思考，感情，意志のように人間らしく価値や創造の実現を伴って生きていくための高次の機能にいたるまできわめて複雑である。とりわけ大脳皮質はこころの健康を維持するのに必要な高次の機能と密接に関係するところで，その点で最も重要な部位といえる。

　脳科学の急速な進歩によって，今日では感情の変化や認知，動機付け，学習さらに意識などといったこころの働きに関する神経過程を，さまざまな生理学的方法や生化学的方法によってとらえることが可能となっており，脳と精神機能との密接な関係が一層明らかにされてきている。今後，さらにこころの働きを明らかにしていくには，医学のみならず心理学，社会学，人間学などさまざまな分野からの総合した研究が重要となると思われる。

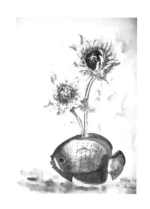

3 こころの発達

1 人の発達段階の年齢区分

　人の発達段階（**ライフサイクル**）における年齢区分は，ふつう乳児期，幼児期，学童期（児童期），青年期，成人期，初老期，老年期などに分けられる。これは主として身体的，精神的発達の面と学校教育制度などを参考にしたものである。しかし，発達段階は本来連続的，移行的なものであり，個人によっても差があるので，あまり厳密に年齢境界を設定することは意味がない。

① **乳児期**……出生から1歳（あるいは1.5歳）までを指すが，とくに出生から1か月までを新生児期と呼んでいる。

② **幼児期**……幼児期前期（1〜3歳）と幼児期後期（4〜6歳）とに分けることもあるが，この場合後期を学童前期とも呼ぶ。

③ **学童期（児童期）**……およそ7〜12歳をいい，学校教育制度からみると小学校の時代に当たる。

④ **青年期**……範囲はかなり広いが，前期（13〜15歳），中期（16〜18歳），後期（19〜23歳頃）とに分けることもある。これらはそ

れぞれ中学, 高校, 大学の時代にほぼ相当する。近年は社会的変化などさまざまな事情に伴って青年期が延長する傾向 (〜30歳位まで) にあるといわれる。なお, 思春期は青年期の前半から半ばにかけての時期, ふつう12〜17歳頃を指すが, 女性の場合は初潮の発現 (平均12.5歳) で始まる。

⑤ **成人期**……生涯の最も長い時期であるが, 前期 (24〜30歳) と後期 (30〜50歳) とに分けることもある。前期を後青年期と呼び, 後期を壮年期と呼ぶ。

⑥ **初老期**……ほぼ50歳以降64歳までを指す。女性の場合, 閉経年齢は平均50歳で更年期とも呼ばれる。

⑦ **老年期**……65歳からとされているが, 近年著しい寿命の延長 (高齢化) に伴い, 老年期が長くなったためこれをさらに老年期前期 (65歳〜74歳) と老年期後期 (75歳以上) とに分けることが行われている。

2 こころの発達についての諸理論

ここでは, 人がある年齢に達した場合, 総合的にみてどのような精神発達の水準にあれば精神的に健康であるといえるかを問題にする。それは人が, 精神的に成長発達し, 個人的にも社会的にも充実した健康な生活を営むためにはそれぞれの発達段階での一定の課題を達成あるいは解決し, その上に立って次の段階での精神面の成長を目指さなければならないからである。このような観点から従来どのような理論がなされてきたか, いくつか例を挙げてみたい (表1)。

表1　こころの発達についての諸理論

	年齢	E. H. エリクソン	J. ピアジェ	S. フロイト
乳児期	0〜1	基本的信頼の段階	感覚・運動期	口唇期
幼児期	1〜3	自律の段階	前操作期	肛門期
	3〜6	自主性の段階		男根期
学童期	6〜12	勤勉の段階	具体的操作期	潜伏期
青年期	12〜20	自我同一性の段階	形式的操作期	性器期
成人初期		親密性の段階		
成人期		生産性の段階		
成熟期		自己完成の段階		

1. ハヴィガーストの発達課題理論

　表1には示していないが，カナダの心理学者 R. J. ハヴィガーストは生涯の各時期を6つに分け，各時期において学び取り，身につけなければならない固有の課題（発達課題）を具体的，体系的に挙げている。それぞれの時期に応じた各課題が達成できたとき，その個人には自信が生まれ，周囲からも評価され，充実感を抱くことができる。逆にもし何らかの理由で達成できなかった場合には自信を失い，周囲からも非難されたり軽蔑されたりする結果，挫折感を抱くことになるという。すなわち，発達課題の達成の失敗はこころの健康上好ましくない結果をもたらすことになる。

① 　**乳幼児期**（0〜6歳）……歩行や話すことの学習，トイレット・トレーニングの学習，性の相違と性の慎みに関する認識，社会や物事についての単純な概念の形成，両親や同胞との感情的結合，善悪の区別などがある。

この時期の発達課題は主に心身の発達および家庭での人間関係やしつけが中心となる。

② **学童期**（6〜12歳）……日常の遊びに必要な身体的技能の取得，友達と仲良くすること，男児（女児）として社会的役割の学習，読み・書き・計算の基礎能力の習得，社会集団や制度などに対する態度の発達，良心・道徳性・価値観を知る，などのことがある。

この時期の発達課題は生活環境が家庭から学校を中心とする社会へと広がり，人間関係も家族や友人以外の他人を含むものとなることである。

③ **思春期**（12〜18歳）……両親や他の成人からの情緒的独立の達成，同年輩の男女との新しい人間関係の確立，市民として必要な知識や態度を発達させる，行動の指針となる価値観や倫理観の習得，職業を選択し準備する，また自分の身体についての理解を深め効果的に機能させることを学ぶなどのことがある。

この時期の発達課題はそれまでの家庭や学校を中心とした生活から，一人前の社会人に育っていく過渡的な時期として重要なもので，近い将来に自立して社会生活に参加するための精神面の発達，社会的態度や価値判断を養うことが中心となる。

④ **成人前期**（18〜30歳）……配偶者を選択する，第1子を家庭に加える，子供の養育や家庭の管理，職業を持ち市民としての責任を担う，自分に適した社会集団を見つける，などのことがある。

この時期の発達課題は就職，結婚，出産，家の購入など成人として重要な経験を通して家庭や社会に対する義務を遂行することが中心となる。

⑤ **成人後期**（30〜50歳）……成人として市民的・社会的責任の達成，一定した経済的生活水準を築く。思春期の子どもたちを支援

しよい成人となれる基礎を与える，配偶者との強い人間的結合，年老いた両親に対応することなどがある。

この時期の発達課題は生涯において最も充実し安定した働き盛りの年代であることから社会での中核的な役割を果たすことが主となる。

⑥ 老年期（50歳以上）……体力と健康の衰えに適応する，引退と収入の減少に適応する，配偶者や親しい友人との死別に適応する，同年代の人びととの明るい親密な関係を結ぶ，社会的・市民的義務を受容するなどのことがある。

この時期の発達課題は「喪失の年代」に自らが置かれた立場のなかでいかに自分を活かし，生活を充実させていくかが中心となるのである。ただし，ハヴィガーストは老年期を50歳以上に区分しているが，これは今日の社会の実情（高齢社会）からみて合わないので，この点の考慮は必要である。

またハヴィガーストの課題は，健全な発達をたどっている個人にとっては妥当なものであるが，個人の生活環境が不良な場合は課題の達成が障害されることが多いと考えられる。

2. エリクソンの心理社会的発達理論

米国の自我心理学的精神分析学者 E. H. エリクソンは，生涯にわたる自我の発達という立場から一生を8つの発達段階に分け，各段階において達成すべき心理社会的課題を設定し，それぞれに肯定的な主題と否定的な主題とを対立させ，それを「危機」という概念で示した（**表1**）。エリクソンのライフサイクル理論としてよく知られている。またその理論を説明するために，**基本的信頼**，**自我同一性**（アイデンティティ），**同一性危機**，**同一性拡散**，**猶予期間**（モラトリアム）などさまざまな概

念を用いた。

① **乳児期**（0〜1歳半）……「基本的信頼の段階」であって，口腔感覚期ともいわれ，養育者（とくに母親）からの世話を受ける中で基本的信頼感を獲得することが課題であり，養育者との安定した関係が必須となる。この課題に失敗すると不信感に特徴づけられた自己になると考えた。

② **幼児期前期**（1歳半〜3歳）……「自律の段階」であって，筋肉肛門期ともいわれ，トイレット・トレーニングによる諸活動の中で自律性を獲得するが，この課題に失敗すると恥・疑惑の感情が子供の心に植え付けられるとした。

③ **幼児期後期**（3〜6歳）……「自主性の段階」で運動性器期ともいわれ，性器の感覚と歩行による活動範囲の拡大に特徴づけられ，自主性の獲得が課題となる。これに失敗すると子どもは両親への性的関心に対する罪悪感を無意識に持つようになると考えた。

④ **学童期**（6〜12歳）……「勤勉の段階」であって潜伏期ともいわれるが，学校でのさまざまな活動を通して勤勉性を身につけることが課題であり，これに失敗すると子どもは劣等感を抱くようになるとした。

⑤ **青年期**（12歳〜20歳）……「自我同一性の段階」であって，同一性の確立が課題であり，その達成のためには性的同一性や人生観の獲得，さまざまな社会的役割を試み，将来に対する展望を持つことが必要である。この自我同一性の確立に失敗した状態が同一性拡散であり，自分が何者か分からないといった不安定な自己に悩むことになるとした。

⑥ **成人初期**……「親密性の段階」であって友人や配偶者などとの関係の中で親密さを経験することが課題とされている。しかし，他

者との親密さを形成できない場合には人間関係が表面的になり孤独，孤立感に陥ってしまうことになる。

⑦　**成人期**……「生産性の段階」と位置づけられているが，この時期は自分の子どもを始めとした後継者を育成するという次世代への生産性の達成が課題となる。これに失敗すると，自己内外での停滞感覚を持つようになるとした。

⑧　**成熟期**……「自己の完成の段階」であるが，それまでの自分の生涯を振り返り，それを受容し，統合することが課題であり，これに失敗した場合には絶望感を抱くことになるという。

　以上がエリクソンの自我の発達を中心とした発達段階と発達課題であるが，各段階から次の段階への移行は「危機」としてとらえられており，課題を達成できない場合には，さまざまな社会適応上の問題が生じることになる。ただし，今日では社会の変化に伴って多様な生き方がみられるようになっているので，発達課題に関しても文化，時代，個人によって相違することを見逃してはならない。

3．ピアジェの認知発達理論

　スイスの児童心理学者 J．ピアジェは人は世界を理解するために自分の情報，知覚，経験を統合するが，その能力は五感に訴える時期から抽象的，倫理的に考えることができる時期まで4つの質的に異なる発達段階を経て形成されるものとした（表1）。この考えは発生的認識論ともいわれる。

①　**感覚運動期**（0〜2歳）……五感（見る，触れる，くわえるなど）に訴え，その活動を通じて世界を知る。試行錯誤を繰り返しながら目的と手段が分化していく時期である。

24　第3章　こころの発達

② **前操作的表象期**（2〜7歳）……自己の体験に基づく象徴化的思考（頭に思い浮かべながら考える）が盛んとなり，人形に名前をつけて友達のように呼んだりする。また，言語も急速に獲得される。

③ **具体的操作期**（7〜12歳）……秩序立ったまとまりのある思考ができるようになり，具体的なものをみて考えることができる。また，この時期には他人がどう考えているかを想像することができるようになる。

④ **形成的操作期**（12歳〜）……思考様式が一層発達し，抽象的思考が可能となり，概念の形式や関心（社会，国，世界など）も広がっていく。言葉だけで推論したり，因果関係を考えたり，また科学的な実験を行ったりすることができる。

4. フロイトの精神性的発達理論

オーストリアの精神分析学の創始者 S. フロイトは**リビドー**（性的エネルギー）が身体のどの部位（性感帯）に向けられるかによって5つの発達段階を構成した（**表1**）。

① **口唇期**（0〜1.5歳）……乳児が乳房を吸ったり嚙んだりする口唇活動の時期であってあらゆる満足の原型とされる。口唇活動に満足した人はいつでも何とかなるという強い依存心の持ち主になり，逆に不満や挫折感を味わった人は抑うつ的で猜疑心の強い性格になるという。

② **肛門期**（2〜3歳）……おむつがとれ，排泄に関し母親との葛藤がみられる時期で，排泄訓練に従順だった幼児は几帳面な性格になり，反対にしつけに反抗した幼児は頑固で強情な性格になるという。

③ **男根期**（3〜6歳）……男性性と女性性という基本的な区別が獲得される時期で，自己の性器に強い関心を持ち，また異性の親に対して性的関心を持ち始める。男子の場合，母親の愛情を独占したいと思うようになり，父親がいなくなってほしいという願望を持つが，この願望をギリシア劇のなかの父親を殺して自分の母親と結婚したエディプス王の物語にちなんでフロイトは「**エディプス・コンプレックス**」と名づけた。したがってこの時期をエディプス期ともいう。このコンプレックスは成長とともに本来の異性愛へと移行していく。

④ **潜伏期**（6〜12歳）……リビドーの発達が一時中断し，仲間への関心が高まる時期である。

⑤ **性器期**（12歳〜）……本能的欲求が増大し，性器が本来の機能を果たすようになる時期で，思春期とも呼ばれる。この時期では快楽と禁欲の間に葛藤が起こるとされる。

また，フロイトはこころの構造を**自我，イド（エス），超自我**から成るものと考えた（自我の3部構成という）。自我はここでは人間的理性をもった自分自身であって現実原則に従い社会適応の形でイドをコントロールしようとする。イドはこころの中にある性衝動（本能的活動），攻撃衝動で快楽原則に従って人をつき動かす心的エネルギーである。一方，超自我は心の声，良心を象徴するもので，自我の内部にあって命令や禁止をする働きをもつ。超自我は，親からの道徳観，価値観の影響によって人間社会の規律を内在化させたものといえる。自我はイドと超自我の間の葛藤によって不安におちいるが，その対処策として無意識の防衛機制が用いられると説明した。

26

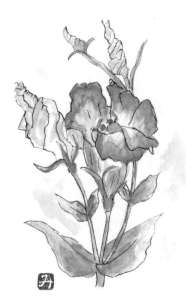

4 ライフサイクルと こころの働き

1 乳幼児期

1. 乳幼児期の特性

　乳幼児期は人の生涯のなかで心身の発達の最もめざましい時期である。出生時にはまだ這うことも寝返りを打つこともできず，母親に抱かれなければ乳房を探りあてることもできず，あらゆる面で保護を受けなければ生きていくことができない。しかし，その後とくに3歳までの発達は著しく，すべての基本的な身体能力がこの時期までに備わるといってもよい。出生時には未分化だった脳がこの頃までには不完全ながら一応の機能的分化を遂げる。この間に精神的能力も他のすべての高等動物のそれを上回ることになる。

　一方，このように乳幼児期全体を通じての心身の発達はきわめてめざましいものがあるが，それだけにこの時期に起こった何らかの発達の障害はその後に大きなハンディキャップを残すことに注意する必要がある。また，精神面の発達が身体の発達や心理的・社会的環境（とくに両

28 第4章 ライフサイクルとこころの働き

親や家庭）の影響を強く受けるのもこの時期であり，生涯にわたるこころの健康の基礎を作る上で重要な時期であるといえる。

2. 乳幼児期の精神保健的課題

すでに述べたように，この時期は生涯のなかでも最も発達の速度が早く，心身はめざましい変化を遂げる。したがって，この時期にみられる症状は種類によっては乳幼児期のものとして質的には異常とはいえないが標準的な発達とくらべると明らかに遅れや歪みとみなされるものが含まれる。運動機能，会話や言語機能，さらに知能やコミュニケーションにおける 発達障害がこの時期の特徴的な課題 である。

乳幼児期の精神発達は成人にくらべて未熟で未分化，未発達であり，自己表現の手段も限られているため，現れる症状が単純で自覚症状に乏しく，言語よりも行動の異常として表現されやすい。さらに，心身相関が密接で心理的問題が身体的な症状として出現する傾向があることも注意する必要がある。

一方，この時期の子どもは身体的にも心理的にも両親に依存し保護されて生活する存在のため，両親（とくに母親）の養育態度の影響を強く受ける。子どもに何らかの問題がある場合，実際には家庭内の親子関係，とくに結びつきの強い母親の感情や態度の反映であることが少なくない。

成人では心身の発達が完成しているため脳に器質的な変化を及ぼさないような精神疾患は知能や人格にあまり影響を与えないが，乳幼児では人格の歪みや知能の発達の遅れを起こすことがある。これは疾病のためこの時期の発達課題を十分に身につけられないままになり，その歪みが成長後もいろいろな形で残り，正常な発達に影響を与えるからである。

以下，この時期にみられる重要な疾患あるいは病態について述べる。

1）自閉症（Autism）

　自閉症は 1943 年，米国の精神科医 L. カナーによって**早期幼児自閉症**（「感情的接触の自閉性障害」）として発表されたのが最初である（**カナー症候群**とも呼ばれる）。自閉症は，①対人的相互反応（社会的相互性）の障害，②言語的コミュニケーションの障害，③興味の偏りと常同的で反復的な行動様式の３つの特徴的症状を示し，３歳以前に発病する発達障害とされている。

　症状 の中心は他人との接触における無関心で，母親や周囲の人に対しても慕うことがなく，全く素気ない態度をみせる。友達と交わることがなく，相手の態度にかかわりなく一人勝手にやりたいことをやっている（独り遊び）。

　会話らしい会話はしないが，話しかけると同じ言葉をおうむ返しにくり返す（反響言語）。奇妙な言葉をひとりで発することはあるが，意志を伝えるコミュニケーションに関心を持たないので，言葉の発達は遅れ，低い段階にとどまる。

　また，周囲の状況に応じた感情の動きが認められず無表情であるが，自分が興味を持つことには異常に執着し，例えばわき目もふらずに地図帳を眺めていたり，回転する物体など機械的対象に興味を寄せて，いつまでもその動作を反復したりする。

　また机の引き出しの開閉といった同じ動作を飽きることなく繰り返す（常同的行動）。

　特定な物事の順序や配置に敏感で絵本の並べ方などを常に一定にしたり，室内の物の位置を変えたりすると戻すまでは落ち着かずこれを制止しようとすると激しい怒りや強い不安を示すことがある（同一性保持の欲求）。

　自閉症の頻度は 1,000 人に２〜３人（0.2〜0.3%）とされており，男児は女児の３〜４倍多い。自閉症にはてんかんや知的障害を合併するこ

30 第4章 ライフサイクルとこころの働き

表2 自閉症スペクトラム障害

自閉症（カナー症候群）
アスペルガー症候群
高機能自閉症

（米国精神医学会による疾患の診断・統計マニュアル
DSM‐5）

とが多いが，知的な遅れのない場合は高機能自閉症といわれる。自閉症
の原因は明らかではないが，何らかの脳の器質的病変が関与した言語，
認知面の発達の障害（遅れ）と考えられている。

　なお従来自閉症とその基本的特徴をいくらか共有する障害をまとめて
広汎性発達障害と呼び，この中には自閉症のほかにレット症候群，小児
期崩壊性障害，アスペルガー障害などが含まれていたが，最近はほぼ同
じ範囲のものを自閉症スペクトラム障害（ASD）という言葉で呼ぶこ
とが多くなった（**表2**）。ここでは自閉症とならんで重要なアスペル
ガー症候群について触れておく。

2）アスペルガー症候群（アスペルガー障害）

　オーストリアの精神科医 H. アスペルガーは学童期になって目立って
くる感情・意欲面の障害（空虚，無関心，生活力喪失）を持続的に示す
ものを**自閉性精神病質**と呼んだ（1944）が，その後，英国の L. ウィン
グは自閉症に特徴的な3つの症状は示すが，言語発達に明らかな遅れや
異常のみられない例があり，これがアスペルガーが記載したものに類似
することを報告した（1981）。それ以来アスペルガー症候群は上述のよ
うに自閉症スペクトラム障害の一型とされている。

　本症では対人的相互反応の障害のため友人や同僚との間の意思疎通に
問題があり，対人関係が不器用で集団行動ができにくいため，青年期以

降になっても社会適応が困難である。また執着的，強迫的な傾向があり，こだわりが強く，興味，活動の幅が狭い。知的には優れ，特殊な才能を示す例もある。

発病年齢はカナー症候群より高く学童期で，発生率は7～16歳で1,000人に3～4人であり，ほとんどが男子（男女比8：1）である。

成人した例では統合失調症，神経症性障害，パーソナリティ障害などと誤診されていることがあるが，子ども時代の発達行動歴が分からないと診断は困難である。

3）愛着障害

愛着（アタッチメント）とは乳児と母親（養育者）との間に形成される親密で継続的な関係（愛情の絆）をいう。愛着は生得的なものといわれているが，乳児の生存を保証する重要な関係である。乳児はこの母親との絆をいわば安全地帯として外界を探ったり，経験したりしながら対人関係の基礎を作っていく。乳児が母親にだけみせる特別な行動，たとえば乳首を吸う，後追いする，母親がいなくなると泣いて探す，膝にすがるなどは**愛着行動**と呼ばれる。

乳幼児が母親またはその代理者によって安定した養育を受けられなくなると乳幼児の心理的発達が阻害される（J. ボウルビーの「母性愛剥奪症候群」）。この場合乳幼児は，どんな大人に対しても過度に警戒的，攻撃的になったり，あるいはその逆に誰に対しても無差別な愛着行動（まとわりつき，しがみつき）を示すようになる。

また，乳幼児が早期に施設（乳児院など）にあずけられ，母親との愛情的接触のなかった場合には身体的発育の遅延，病気に対する抵抗力の低下，自発性や言葉の遅れ，情動不安定ないし欠如などの状態がみられることがある。これを**施設症候群**（ホスピタリズム）と呼ぶが，5歳未満の子どもに多い。

32　第4章　ライフサイクルとこころの働き

4）被虐待児症候群

　米国の小児科医 C. H. ケンプによって 1961 年に提唱された概念で，子ども（主に乳幼児）が両親あるいはそれに代わる保護者によって，身体的，心理的，性的な虐待，あるいは養育や保護の放棄（ネグレクト）などの扱いを受けることによって子どもに起こる症状をいう。

　身体発達の遅れ（低身長，低体重），過食や多飲，失禁などの行動面の障害と情動の不安定さがみられ，また他者への不信，自己評価の低下など精神面での変化もみられるようになる。

　統計によると加害者の8割は実親（実母6割）で，心理的虐待とネグレクトが多いが，身体的虐待で死亡にいたる例もある（2007 年 1 月〜2008 年 3 月までで 142 人）。死亡例の多くは 3 歳以下（とくに 0 歳）である。

　2000 年 5 月に児童虐待防止法が施行されてから（2008 年改正），児童相談所で対応した相談件数は急増している（2012 年 66,701 件→ 2016 年122,575 件）。

　児童虐待は少子化が叫ばれる中で将来を担う子どものこころの健全な発達を損なう点で見逃すことのできない問題である。それと同時に虐待する親への精神保健面からのアプローチも必要である。今日の子どもの虐待は核家族時代の育児困難を象徴する事件ともいえよう。

5）神経症性障害（神経症）

　乳幼児期の神経症性障害の類型としては不安障害，恐怖症，強迫性障害などがみられるが，一般に精神構造の未熟なことや防衛機制が未発達のために精神内界における反応としてよりも，むしろ**行動異常**の形で現れやすく，また心身相関が密接，未分化であるため**心身症**（自律神経症状なども含めて）の形をとる場合が多い。また**神経性習癖**（くせ）の形をとることもある。

乳幼児にみられる神経症性症状

- 夜尿，遺尿，遺糞
- 不眠，夜驚，ねぼけ，悪夢，夢中遊行
- 吃音，構音障害，舌たらず
- 拇指しゃぶり，爪かみ，自慰
- チック，けいれん
- 食欲不振，拒食，偏食，異食，周期性嘔吐，便秘，下痢
- 頭痛，腹痛
- 顔面蒼白，心悸亢進，失神発作
- 過換気症候群，息どめ発作，喘息
- 不安，恐怖（暗所・動物恐怖など），強迫症状
- かんしゃく

　これらの症状のうち，夜尿，吃音，拇指しゃぶり，爪かみ，チックなどは神経性習癖の形であらわれたものであり，食欲不振，過食，周期性嘔吐，腹痛，喘息などは心身症の形の代表的なものといえる。

　乳幼児期の神経症性障害の発生原因としてもっとも重要なものは親子関係であり，親の過度の干渉や過保護から生まれた依存性，放任から生まれた情緒不安定性などが考えられる。神経性習癖も何らかの欲求不満に対する反応として出現することが多い。両親の愛情不足，同胞間の嫉妬なども要因となる。また，自己愛的な退行現象とみられるものもある。したがって神経症性障害の診断，治療にあたっては家庭環境（年長になると学校環境も）の観察が重要である。

2 学童期

1. 学童期の特性

　学童期は児童期とも呼ばれ，ほぼ小学校在学時期と一致する。この時期はそれまで主に家庭を中心とする生活環境のなかで，自分より年長の人と暮らしてきた子どもたちがあらたに学校という集団の中に入り，そこでの適応を要求されることになる。そのためには自己中心的な言動を抑え，同年代の友達や教師と交流するための社会的態度を身につけていかなければならない。とくに少子化で同胞も少なく，過保護に育てられ，依存的・わがままな態度が家庭内で許されてきた子どもほど新しい環境への適応が困難になりがちである。

　学童期は活動範囲，対人関係の広がりとともに，脳の発達を基盤として多くの面で心身の機能が著しい分化発達をとげるときである。旺盛な知識欲や学習能力を示すこの年代は，教科の勉強だけではなく，一般的な生活に関する基本的な訓練を行うのに最も適した時期である。

　学童期後半になると抽象的思考が可能となり，客観的な視点も開けてくる。この時期に得られた知的・社会的経験はその後の生涯の生活の基盤となる。

　また学童期の半ばから後半にかけては，団結性の強い仲間意識で結ばれた同性の小さな集団ができることが多い。いわゆる**ギャング・エイジ**と呼ばれる年代である。子どもたちは仲間同士のなかで，人間関係の作り方，ルール，役割といったものを自然に学ぶ。

　近年のいわゆる受験戦争や子ども同士の付き合いに大人が過度に介入，干渉するといった風潮が，こうした発達段階での重要な学習を少なからず阻害していることは子どもにとっても社会にとっても不幸なこと

である。

2．学童期の精神保健的課題

　学童期になると脳の発達も次第に完成し大きさ・重量の面でも構造分化の面でも成人の脳に近づいてくる。しかし，成人期にくらべると精神機能はまだ未成熟，未分化であり，したがって学童期の精神疾患の多くは成人期のものとくらべて定型的でなく，さまざまな身体的症状や行動面の問題といった形で現れやすく，純粋な精神症状が認められたり訴えられることはむしろ少ない。

　発生的にみても神経症性のもの，脳の器質的な損傷に基づくもの，狭義の精神病性のもの，あるいは養育上の問題や性格の問題によるものなどが混在している。

　また学童期の精神疾患の多くが学校内すなわち教育場面や友達との関係での問題として出てくるが，これは児童が学校のなかで過ごす時間が長いためでもあるが，もうひとつは子どもに生じた問題が身近な親にはなかなか問題として把握できないことにもよる。これに対して教師や友達は本人を他の仲間と比較できるので，客観的な評価がしやすい。ただしこうした形で出てくる問題の多くは他人に迷惑や害を及ぼすものや，学業成績などはっきりした数字で現れるものが多く，自分のなかに閉じこもる傾向などは比較的見逃されやすい点は注意する必要がある。

　以下に学童期にみられるいくつかの疾患あるいは病態を挙げてみる。

1）学習障害（LD：Learning Disorders）
　学習障害は全般的な知的発達に遅れはないが，読字，書字，計算などの能力のうち特定のものの習得と使用が，その子の年齢や知能，教育から期待されるより著しく困難な場合をいう。

36　第4章　ライフサイクルとこころの働き

　これらの子どもでは文字や文章の読み書きが苦手で，それらに関する課題の遂行が障害される。また加減乗除のような基本的計算が全くできないなどのことがあり，そのため全般的な学習困難をきたすようになる。学習障害が明らかになるのは学習機会の増える学童期である。

　原因 はこれらの機能に関与すると思われる脳部位の成熟の遅れによるものとみなされている。なお，教育上における学習障害では上記の機能のほかに，聞く，話す，推論するなどの能力の低い場合も含めている（文部科学省 1999）。

　学習障害は1970年代から米国で注目されるようになり，米国での読字障害の有病率は2〜10％といわれる。これらの子どもでは学習が困難なため，学業成績や自己評価が下がり，不安や抑うつなどの二次的精神症状を起こしやすいことが注目される。また注意欠如多動性障害など他の障害と併存することも多い。学習障害は自閉症などの広汎性発達障害に対して後に述べるように**特異的発達障害**と呼ばれる。女児よりも男児に多い。

2）注意欠如・多動性障害（ADHD：Attention-Deficit Hyperactivity Disorder）

　注意欠如・多動性障害はその年齢に不相応な**不注意**，**多動性**（過動性），**衝動性**の3つの行動異常を特徴とするものである。この中には不注意が優勢なもの（不注意優勢型）と多動性・衝動性が優勢なもの（多動性-衝動性優勢型）とがある。

　本症は学童期の子供の3〜7％にみられるといわれ，女子よりも男子に多い。原因 は思考や行動をコントロールする脳機能の発達障害によるものと考えられている。1970年代より米国で，1990年代から日本でも注目されるようになった。

　行動の異常は就学前から出現し，乳幼児期では落ち着きなく"はいは

い"をしたり，動き回ったり，幼稚園の教室でずっと座っていられない，集団行動がとれない，友達を作れないなどのことが指摘される。

自閉症とは逆に対人緊張はなく，馴れ馴れしい態度を示す。他人の気持やその場の雰囲気を読みとることはできるが，自分のやりたいことを思いつくとすぐに行動しないと気がすまないところがあるため，しばしば対人関係を損なう。

認知の関与を必要とするような活動を終わりまで続けることができず，気が散りやすいので学習困難（とくに読み書きの障害）を伴うことが多い。

治療薬としてメチルフェニデート徐放錠やアトモキセチンなどが多動，集中困難に有効とされる（改善率70%）。症状は6〜12歳頃に最も顕著となるが，自然に軽快するものも多い。本症の30%は青年期以降になって症状が消失する。WHOの先進国調査では青年期，成人期の3.4%に本症がみられるという。

しかし，注意欠如・多動性障害の診断は慎重にしなければならない。このような例の大部分は環境条件や教育的な配慮が適切であれば成熟につれて行動面の落ちつきがみられるようになり，異常も消失するので，親や教師の態度が本人を一層情緒の不安定な状態に追いやらないようにすることが大切である。これらの子供は衝動的で自制がきかないため，心理的環境が悪いと非行に走る恐れもある。

3）素行（行為）障害（CD：Conduct Disorder）

素行（行為）障害はその年齢にふさわしくないような，反社会的，攻撃的，反抗的な行動のパタンを持続的に示すものである。

人間や動物に対する暴力，他人の所有物の破壊，放火・虚言・窃盗・家出・ずる休み，度重なるかんしゃくや反抗，その他重大な規制違反といった他者の基本的人権や社会的規範・規制の侵害にあたる行為を繰り

38 第4章 ライフサイクルとこころの働き

返す。素行(行為)障害は司法行政的な概念である**非行**を精神医学の中に取り込んだものである。

素行障害を示すものの中には反社会的,攻撃的行為が家庭内に限られている場合(家庭内暴力),1人で他人に対し行われる場合,また仲間とグループを作って行われる場合(集団非行)などがある。これらの子どもでは家庭や学校などに問題のあることが多く,心理的・社会的環境とも関連する。

素行障害は男子に多くみられ,成人後に反社会性パーソナリティ障害に移行するような例がある。

4)知的障害

知的障害は種々の原因により知能の発達が遅れ,このため全般的な知的機能が明らかに平均よりも低く,自己の身辺の処理や社会生活への適応が困難となるものである。知能障害に伴って情緒面や行動面の発達も障害されていることが多い。定義上18歳までに発症するものとされている。

知的障害は知能障害の程度(知能指数 IQ)により,軽度(IQ 50～69),中等度(IQ 35～49),重度(IQ 20～34),最重度(IQ 0～19)に分けられるが,このほかに正常知能との境界域(IQ 70～84)を設けることもある。

軽度:精神年齢が8～12歳にとどまるもので,日常生活には差支えない程度に身の回りのことを処理でき,独立した生活を営むことはあるが,抽象的思考,推理は困難で道徳的判断は不十分である。

中ないし重度:精神年齢3～7歳にあたり,新しい事態に適応することができず,他人の援助によって自己の身辺を処理できる。判断は幼稚で表面的,衝動的であり,自立能力はなく,環境が悪いと浮浪や売春などの軽犯罪に陥りやすい。

最重度：精神年齢2歳以下で，ほとんど言語を持たず，意志の交流および環境への適応は困難で，衣食の上で保護を必要とする。就学も不可能である。

知的障害の頻度は軽度をふくめると全人口の2〜3％といわれるが，そのうち中等度以下の重いものは0.4〜0.5％である。また，知的障害のうち軽度がおよそ75％，中等度ないし重度が20％，最重度が5％の割合である。有病率には性差があり，男子が女子よりも1.5〜2倍高い。

知的障害のうち**生理的要因**によるものは内因性ないし単純性と呼ばれ，知的障害のおよそ2/3〜3/4を占める。知能障害は軽い例が多く，知能障害のほかにはとくに臨床的所見はみられない。

一方，**病理的要因**によるものには染色体異常や病的遺伝子，種々の脳障害によるものなどがあり，知能障害の程度は一般に重く，さまざまな身体症状や神経学的所見を伴う例が多い。代表的なものにフェニルケトン尿症やダウン症候群などがある。

5）てんかん（Epilepsy）

てんかんはギリシャの医聖ヒポクラテスの時代から知られている疾患であるが，出現頻度は全人口の0.6〜0.8％で，わが国ではほぼ100万人の患者がいると考えられている。発病は幼児期から青年期にかけてが多い。60歳以上の高齢者では発症率が上昇するが，このような例では頭部外傷，脳腫瘍，脳血管障害などの原因が考えられる。

てんかんの本態は脳の**神経細胞が過剰発射する**ことによって起こる反復発作（**てんかん発作**）であるが，この過剰発射は頭皮上から脳波検査によってとらえることができ，診断に役立つ。

てんかんの発作型には全身のけいれんを起こす**大発作（強直間代発作）**や数〜数10秒間意識消失のみを示す**欠神発作**さらに意識もうろう状態のうちに目的のない動作を繰り返す**複雑部分発作**などさまざまなも

40 第4章 ライフサイクルとこころの働き

のがある。

てんかん発作は原因や発作型によっても異なるが，一般に70〜80％が薬物（抗てんかん薬）によってコントロール可能である。最近は難治性てんかんに対する薬物も増えてきている。

てんかん発作の予防には服薬に加えて 発作の誘因 となるような睡眠不足，過労，過食などを避け，過激な運動やストレスに注意するなど日常生活の管理が大切である。定期的に受診し，規則的に服薬して5年以上発作が消失していれば一定の条件下で車の運転が可能であるが，ときに怠薬のため重大な事故を起こす例があるので，慎重な判断が必要である。

●発達障害（まとめ）●

乳幼児期，学童期，青年期に明らかになる障害は発育の途上における何らかの脳の機能の発達の遅れによるものと考えられている。DSM-5ではこの時期の障害として表3に示すものを挙げている。

このうち，学習障害，運動障害，コミュニケーション障害は特異的発達障害に分類される。

学習障害は読み書き計算など学習に関する，運動能力障害は日常活動

表3　神経発達障害群

1）知的能力障害群
2）コミュニケーション障害群
3）自閉症スペクトラム障害（ASD）
4）注意欠如・多動性障害（ADHD）
5）限局性学習障害（LD）
6）運動障害群
7）他の神経発達障害群

（DSM-5による）

上における運動の協調能力に関する，またコミュニケーション障害は言葉の表出や理解など対人コミュニケーションに関するそれぞれの脳部位の発達がその年齢水準に比して明らかに遅れているものをいう。

一方自閉症スペクトラム障害は相互的人間関係の質的な異常，意志伝達能力の重大で広汎な障害，行動の常同性や興味の限局性といった一連の特徴を持つ認知・行動の発達パターンが著しく遅れているものであって，これにはすでに述べたように自閉症やアスペルガー症候群などいくつかのものが含まれている（表2）。

最近発達障害者に対する支援としては次のような法律が定められている。

① 「発達障害者支援法」

平成17年4月，厚生労働省によって定められた。その主旨は発達障害者の就労を支援するための必要な体制の整備や適切な就労の機会を確保することである。発達障害者の早期発見と支援は国と自治体の責務とされ，発達障害支援センターが各都道府県におかれ，2012年までに全67都道府県・指定都市に設備された。この法律における発達障害には，学習障害，広汎性発達障害，注意欠如・多動性障害，行為障害，チック障害などが含まれている。

② 「特別支援教育」

平成19年4月，文部科学省によって導入された。小・中学校において学習障害，注意欠如・多動性障害，高機能自閉症を含んだ障害を持つ児童，生徒を対象に一人ひとりの教育的ニーズを把握し，生活や学習上の困難を改善または克服するために適切な教育や指導を通じて必要な支援を行うものである。同時に親への心理教育，養育支援も行う。概念としては軽度の発達障害を対象としている。なお同省によれば小・中学校の通常学級

42　第4章　ライフサイクルとこころの働き

における発達障害者の割合は 6.5％ である（2012 年）。

③　思春期・青年期

1. 思春期・青年期の特性

　人の年齢区分のところで述べたように思春期は第2次性徴のはじまる 12〜13 歳頃から 17〜18 歳頃までを指し，およそ中学・高校の時代にあたる。また青年期は狭義にはこれに続く 18〜19 歳から 21〜22 歳頃までであり，ほぼ大学の年代に一致する。しかし広い意味での青年期はここに述べた思春期も含めることが多い。

　思春期は急速な身体面の発達が特徴で，とくに性的機能の成熟，異性に対する関心の目覚めが目立つ。この時期は子どもから成人への過渡期に当たり，自律神経系や内分泌機能の急激な活動に伴う心身の変化がみられる。また，感情の不安定さ，心理的な緊張感，過剰な自意識などの入り混じった不調和さもこの時期の特徴といえる。

　思春期は心理的離乳の時期といわれ，両親や家族との結合が弱まるとともに，自主的な傾向が強くなり，学校を始めとする友人との結びつきが次第に広く深くなる。身体の成長と対人環境の変化につれて自分のこころや身体が今までとは変わってきたことが自覚され自分というものを意識するようになる。

　このような**自意識の出現**につれて，自分が他人の目にどう映るか，どのように評価されているのかに関心が向くとともに，自分の内部に対しても注意が向けられるようになる。すなわち自分の性格，能力などをいろいろな機会に他人と比較して，あるいは自己嫌悪，羞恥心，劣等感を抱くこともあり，逆に満足感をおぼえて優越感にひたることもある。こ

のような感受性の強さ，感情の動揺性は思春期，青年期の精神疾患とも深い関係がある。こうした自分らしさの模索すなわち**自我同一性**（アイデンティティ）の確立がこの時期の大きな課題といえる。

2. 思春期・青年期の精神保健的課題

　思春期・青年期は子どもから成人への移行の時期に当たり心身両面にわたって不安定な状態がみられることはすでに述べた通りであるが，精神保健の面からも統合失調症やうつ病といった成人期にわたる疾患がみられる反面，思春期・青年期に特徴的な疾患も多く認められるようになる。また，明らかな疾患の形態をとらないまでも若者に特有な極端な観念的態度，自己中心的・独善的言動，挫折に直面したときにみせる破局的態度，絶望感，逃避・ひきこもり傾向など神経症的ないし精神病的な反応が広く認められる。これらの状況にはこの年代での成熟の歪みが関わっていると考えられ，**思春期危機**（E. クレッチマー）あるいは，**同一性拡散症候群**（E. H. エリクソン）などと呼ばれる。

　このような状態は経過を追っていくと多くは成人に達する前後に安定化し，良い適応をみせるようになるが，一部は病的状態に固定したり増悪したりして生涯にわたる精神病状態に引き継がれていくことが分かる。このことは思春期危機への対応は決して単純なものではなく，その予後をある程度まで正しく予測するためには，一方で思春期心性に関する理解を深めると同時に他方では統合失調症やうつ病，神経症性障害などについての基本的理解が必須のものとなるのである。

　以下，思春期から青年期にかけてみられる主要な精神疾患や病的状態について述べることにする。

1）思春期・青年期にみられる不適応状態

a．スチューデント・アパシー

　大学生にみられる特有な無気力・無関心状態として P. A. ウォルターズが提唱したもので，1970 年前後からわが国でも注目された。激しい受験戦争の末に大学に入学したものの無気力でひきこもりがちになり，出席しても講義を聴くでもなく，友人との交流を持つでもなく，クラブ活動にも参加しない。ただ1日を無為に過ごし，やがて長期欠席や何回も留年を重ねる。

　このような例はほとんどが男子学生で，性格的には本来真面目で几帳面なうえ強迫的な完全主義的傾向を持つ者が多い。学業からは降りてしまっても，勉学以外の余芸やアルバイトなら熱心にやり遂げる者も少なくない。これらの学生は標準以上の能力を持ち，過去に**黄金時代**（成績が一番であったなど）を体験しており，敗北や屈辱が予想されるときには，その場面から逃避しようとする傾向がある。後にこのような無気力反応を呈する青年は大学生には限らないことから退却神経症，アパシー・シンドロームと名づけられた（笠原 嘉）。

b．ピーターパン・シンドローム

　米国の心理学者 D. キーリーによって名づけられたもので，遊びと冒険を続けるピーターパン物語の主人公のように，甘やかされてきた若い男性がいつまでも社会に参加せず，大人になれないでいる現象を指す。優勝劣敗に過敏で自分が試されるような場面（本来の仕事など）からは逃避する。1980 年代後半より日本でもみられた。無責任，不安，孤独感などの心性がある。

c．青い鳥症候群

　一流の大学を卒業し，中央官庁や大企業などに就職して将来を期待さ

れながら現在の仕事に漠然とした不満を持ち，自分が正当に評価されていないと思い込み，転職を試みながら「青い鳥」（本当の自分）を探し求める現象をいう（清水将之）。しかし，あらたな転職先でも間もなく同じような不満が再燃し，また別の職場へと転職を繰り返して次第に不満の多い状況に落ち込んでいく。高い知力と幼児的万能感，自己中心性，現実検討力の不足などが背景にある。

d．ひきこもり

定義によれば6か月以上自宅にひきこもって社会活動（就学，就業）に参加しない者をいう。原因やきっかけ はさまざまで，本人，家族，社会の要因が複雑に絡み合っている。本人には不安，焦燥，孤立感，無気力，不眠（昼夜逆転），家族への暴力，傷つき体験などがみられる。基本的には同一性拡散（自己喪失）状態と考えられ，青年期に発症しやすい。

統合失調症の無為，自閉など精神疾患を背景に持つものとの鑑別が重要である。また，ひきこもりの中には成人に達した発達障害などもあるとみられ適切に対処されることなく，30代，40代になった例も珍しくない。このようにひきこもりには80％に何らかの精神的問題が認められるといわれており，早期に気づいて適切な相談や治療を行う必要がある。

2）摂食障害

わが国では1957年に拒食症の第1例が報告され，その後摂食障害への関心が増加した。

a．神経性無食欲症（拒食症）

以前から「思春期やせ症」（W. W. ガル 1874）の名がある。思春期・

青年期の女性に多く，有病率は 0.1〜0.5 ％である。多くはダイエットなど何らかの機会にやせる努力を始め，それを契機に発症する。**極度のやせ**（標準体重の−20 ％以上）と**食欲の異常**を特徴とする。

　食欲の異常は拒食による極端な食事量の減少であるが，ときに著しい過食（盗食）がみられることもある。また強い偏食もみられ，拒食時にはカロリーの少ない野菜，海藻，コンニャクなどを少量取るだけとなる。体重は 30 kg を割ることも少なくない。多くの場合，やせて体力が低下しているにもかかわらず活動性の亢進がみられ，職業，家事，運動など普通以上に熱心に取り組む例もある。

　性格的には自己中心的，頑固，反抗的な面があり，競争心も強く，他人とうちとけた関係を持てない。またしばしば強迫傾向を示す。

　身体的には無月経，低血圧，徐脈などがあり，下垂体性腺刺激ホルモン（ゴナドトロピン）の低下，血清蛋白や電解質（Na，Cl）の異常低値がみられ，ときに全身衰弱から合併症を起こし，生命の危険をきたすことがある。精神的原因として肥満や性的成熟への極端な嫌悪，母親への愛着と敵意などが関係していることが多い。なお基礎代謝の低下も起こるのでシモンズ病など内分泌性のやせ症と鑑別する必要がある。

b．神経性大食症（過食症）

　神経性大食症は 2〜3 日に 1 回以上発作的に繰り返される過食が特徴で，その間食べ物への渇望が抑えられない。自己の体重，体型に過度に関心をはらい肥満を嫌う。故意に嘔吐（自己誘発性嘔吐）したり，下剤や利尿薬を服用して体重の調整をはかるが，神経性無食欲症の場合と異なって極度のやせはなく，標準体重の範囲内のものが多い。ただ過食と拒食を繰り返すため体重の変動が著しいことがある。無月経や体力の著しい低下をみることは少ない。若い女性に多く，過去に神経性無食欲症のエピソードを持つ例もある。

3 思春期・青年期　47

　自己の行為に対するうしろめたさや葛藤を持ち，しばしば抑うつ状態を伴い，無気力，活動性低下がみられ，うつ病との関連が指摘されている。また**手首自傷**（リスト・カット）や自殺行為（過量服薬），アルコール・薬物の乱用，社会的逸脱行為などがみられることがある。有病率は１〜４％といわれ拒食症より多い。

3）神経症性障害

　思春期・青年期にも種々の型の神経症性障害がみられるが，とりわけ社会恐怖，強迫性障害などは特徴的なものである。

ａ．社会（社交）恐怖

　社会（社交）不安障害とも呼ばれ，見知らぬ人に出会ったり，他人から評価されたりするような場面，あるいはその場で恥しい思いをしたり，困惑したりすることに対して強い恐怖感を抱いており，そのような状況をできるだけ回避しようとすることが特徴である。一面，本人はこうした不安を過剰で不必要なものであると認識しており，自己に対し不甲斐なさを感ずることが多い。以前から**対人恐怖**，**視線恐怖**，**赤面恐怖**などさまざまな名前で呼ばれていたものである。

　これらの例では対人緊張が強く，対人関係の中で自己を強く意識しすぎるために起こるとみられ，青年期に多く，成人になると軽快する。わが国で**森田神経質**とよばれるタイプの神経症などにも典型的にみられる。

　対人恐怖のなかには被害意識（他人の視線が自分に集中する），加害意識（自分の視線が他人を傷つける―自己視線恐怖）など関係妄想的色彩を伴うものがあり，**重症対人恐怖**とも呼ばれているが，境界型統合失調症などとの関係が問題になる。

　また関連の病態として，**自己臭恐怖**といわれるものは，自分の体から

不快な臭いが発散していて，他人に迷惑をかける，嫌がられると確信しているもので，ときに妄想様観念に近い状態となることがあり，自己臭妄想とも呼ばれる。自分の容貌や体型が他人と較べて醜いと確信する**醜形恐怖**もあり，本人に対し異常のないことを保証してもこの確信を変えることは容易ではない。

　このような例はいずれも自己の身体を同一化して自己像を確立する時期にあたる思春期，青年期に特有な病態であって，一括して**思春期妄想症**と呼ばれることもある。自己臭恐怖と自己視線恐怖は1970年代から恐怖症の新しい病像として出現した。

b．強迫性障害

　強迫観念と**強迫行為**とを主症状とするもので，従来，強迫神経症と呼ばれていた。本人はこれらの観念や行為が不合理であることを知りながら意志に反してそのことを繰り返さずにはいられず，やめようとすると強い不安に襲われるものである。よく見られる例として手洗いをしてすでにきれいになっているにも拘らずなお汚れていると感じ（強迫観念），何度でも気のすむまで手洗いを反復する（強迫行為）ものがあり，洗浄強迫を伴う不潔恐怖といわれる。また戸締りや火の元の始末など何回も確かめないと気がすまない確認強迫もしばしばみられる。これらの強迫観念や強迫行為は本人に苦痛をあたえ，日常生活に支障をきたすようになる。

　強迫性障害は思春期・青年期の精神科外来の約10％を占めるといわれ，思春期では男性に多い。またこの時期の強迫性障害には強度のものがみられ，なかにはその不合理性に対する自覚が乏しく，強迫観念や強迫行為に没頭し自閉的になる例もある。

c．パニック障害

とくに身体的疾患がないのに突然動悸，呼吸困難，窒息感，めまい，非現実感，さらに四肢のしびれ感，冷汗，ふるえなどの発作（**パニック発作**）が出現するもので，発作は10分以内にピークに達し，しばしば死の恐怖を伴う。発作は繰り返し起こるため発作への予期不安が増し，独りでいることや外出（乗物，雑踏）をさけるといった回避行動がみられるようになる。このような状況が長引くと仕事が出来なくなったり，日常生活が制限されて支障をきたす。うつ病を併発することもある。思春期，青年期には限らないが女性に多い。

神経症性障害に対する治療 は精神療法（精神分析療法，認知行動療法，森田療法など）が基本であるが，近年**選択的セロトニン再取り込み阻害薬**（SSRI）が有効とされている。社会（社交）不安障害にはフルボキサミン，パロキセチンが，強迫性障害にはフルボキサミン，パロキセチンが，パニック障害にはパロキセチン，セルトラリンなどが用いられている。薬物は十分な有効量を6か月から1年位継続して服用することが必要である。

4）パーソナリティ障害

パーソナリティ（人格）とは個人の認知や感情のあり方，行動や対人関係などを特徴づけるものであるが，これが正常の平均概念より著しく偏った場合，すなわち「個々の文化における平均的な個人の感じ方，考え方，他者との関わり方から極端に相違し偏っている（1CD‐10「精神および行動の障害・臨床記述と診断ガイドライン」）ときパーソナリティ障害といわれる。

パーソナリティ障害は思春期ないし青年期より明瞭となり，ほぼ生涯にわたって持続的に社会生活や対人関係などの上で不適応行動を示す要

50 第4章 ライフサイクルとこころの働き

表4 パーソナリティ障害の類型

A群
　猜疑性パーソナリティ障害
　シゾイドパーソナリティ障害
　統合失調型パーソナリティ障害

B群
　反社会性パーソナリティ障害
　境界性パーソナリティ障害
　演技性パーソナリティ障害
　自己愛性パーソナリティ障害

C群
　回避性パーソナリティ障害
　依存性パーソナリティ障害
　強迫性パーソナリティ障害

（DSM-5による）

因になる。ただし脳炎や頭部外傷など後天性（成人期）の脳器質疾患あるいは重い精神疾患の結果による人格変化はパーソナリティ障害には含めない。

　パーソナリティ障害の類型には，古くはK．シュナイダー（1923）による「精神病質人格」や，近年では1CD-10，DSM-5によるものがあり，例えばDSM-5では3群10種類のパーソナリティ障害が挙げられている（表4）。ここではその中からとくに思春期・青年期の病理と関係が深いいくつかのものを取り上げてみる。

a．境界性パーソナリティ障害

　女性に多く対人関係や自己同一性確立の面で不安定さが目立ち，慢性的な抑うつ感，空虚感がみられる。両親や治療者などに対し，きわめて依存的で見捨てられることに対する不安が強く，見捨てられたと感じる

と相手に激しい怒りや攻撃性を示すなど感情の起伏が激しい。衝動的に過食，自殺企図や自傷行為，過量服薬，性的逸脱などの行動を起こすことがある。ときに妄想観念や解離症状といった精神病症状がみられることもある。うつ病など他の精神疾患を合併することが知られている。境界性パーソナリティ障害は1960年代から報告がみられるようになり，その後いくつかの青年期と関係深いパーソナリティ障害が浮上している。

b．自己愛性パーソナリティ障害

男性に多く，自己の誇大感，万能感があり，他人からつねに賞賛されたいという欲求が強く，自己中心的で，他人に対しては共感に乏しく冷淡である。他人からの些細な批判や評価に傷つきやすく，抑うつや激しい怒りをあらわしたり，ときには暴力に及ぶことがある。対人関係は長続きしない。うつ病やアルコール・薬物依存と合併することもある。

c．回避性パーソナリティ障害

他人から批判されることや拒絶されることを気にし，劣等感や低い自己評価を抱くために，外で恥をかくことを恐れて対人関係や社会参加から逃避する。いわゆるひきこもりの一部にもなっていると考えられる。ただし他人と親しく交わりたい，受け入れられたいという願望を強く持っている点では統合失調症などにみられる自閉と異なる。臨床的特徴として社会（社交）恐怖との合併が多い。

米国では一般人口におけるパーソナリティ障害の有病率は約10％とされており，医療現場では一般人口より高い頻度で見い出される。わが国ではこの種の研究は十分に行われていない。パーソナリティは広がりのある概念であり，多くの情報と長期間の観察がなければパーソナリ

ティ障害と診断することは難しい。またパーソナリティという概念には個人の領域としての社会的，倫理的側面もあり，医療的介入を行う場合には配慮が必要である。なお，パーソナリティ障害のうち，境界性あるいは反社会性パーソナリティ障害といった衝動的行動を特徴とする類型は年齢とともに徐々に改善される例もあることが知られている。

5）統合失調症（Schizophrenia）

歴史的には 1896 年 E. クレペリンにより**早発痴呆**の名の下に一疾患単位として記載され，のち 1911 年 E. ブロイラーが**統合失調症**と名付けたものである。

統合失調症はおよそ 100 人に 1 人弱（0.85%）が罹患する病気で，思春期から青年期・成人前期にかけて発病することが多い。いったん発病すると慢性化したり再発を繰り返す傾向がある。幻覚や妄想などの精神病症状とともに，会話や行動のまとまりのなさ，意欲や自発性の低下などの症状が出現する。社会生活への影響が大きく，仕事や学業が継続できなくなり，期待される社会的役割を果たせず，社会的孤立，ひきこもりの生活に陥ることが多い。統合失調症は精神科入院患者のうち最も多くを占める重要な疾患である。

統合失調症の原因

今日では環境から受けるストレスと本人の持つ脆弱性とが影響し合って発病するものと考えられるようになった。「脆弱性-ストレス」モデル（J. ツービン 1977）といわれる。病気への罹りやすさである脆弱性は遺伝や胎生期の軽度の脳障害が幼児期から思春期，青年期にかけての言語や社会性の発達に遅れを生じさせたものと考えられている。また統合失調症では症状が改善した後も，対人関係や仕事の遂行上に困難を抱えることが多いので，一貫した継続的な治療と生活支援が必要となる。

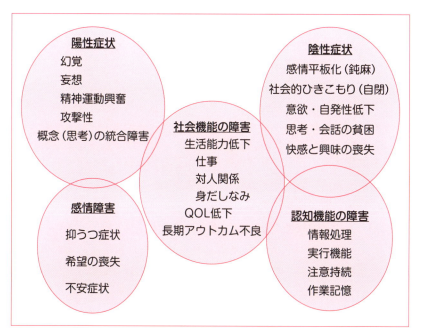

図6　統合失調症の症状

　統合失調症では本人の主観的な体験，客観的に観察される行動，さらに家族などから得られる病状と生活状態に関する情報などに基づいて診断が行われる。現在，診断する人の主観によるばらつきを少なくし，診断の一致率を高めるためにICD-10やDSM-5などの国際診断基準が用いられるようになっている。

統合失調症の主な症状
a．陽性症状と陰性症状
　統合失調症の症状は大きく陽性症状と陰性症状に分けられる（図6）。

54　第4章　ライフサイクルとこころの働き

●**陽性症状**……正常ではふつう認められないもの

- 人の声の幻聴や各種の妄想
- 顕著な思考障害（滅裂思考）
- 精神運動興奮，攻撃性，奇異な行動など

　陽性症状は急性期に活発に認められ，抗精神病薬が効果的な場合が多く，背景に脳のドパミン機能の亢進が推定されている。

●**陰性症状**……正常な精神機能の減弱と考えられるもの

- 感情の鈍麻や平板化，無感情，
- 意欲・自発性欠如，快感消失
- 会話の貧困，社会的ひきこもりなど

　陰性症状は再発を繰り返し慢性化が進行するとともに顕著になってくるが，抗精神病薬の効果は十分ではない。

b．認知機能障害

　統合失調症では注意の持続や情報処理のスピード，作業記憶（ワーキングメモリ），問題解決，遂行機能や実行機能，言語の流暢性などに障害を見ることが多く，そのため社会復帰をめざしたスキルの獲得，コミュニティへの適応，仕事での能力の発揮などに支障をきたすことが知られている。このことは，とくに就労などの社会的予後にも影響を与えることになり，さらにより生活に密着した指標である自立生活技能や社会機能の低下をもたらす（図6）。したがって認知機能障害は陽性症状，陰性症状とならんでこの疾患の重要な治療目標となっている。

　従来，統合失調症は破瓜型，緊張型，妄想型などの病型（亜型）に分類されてきた。**破瓜型**は思春期に徐々に発病し，思考のまとまりなさと意欲・感情面の変化（陰性症状）が慢性的に進行するもっとも重症な一群である。**妄想型**は幻覚妄想を主とし，ときに確固とした体系的妄想を持つが，陰性症状は目立たず，薬物療法などにより症状が改善されれば

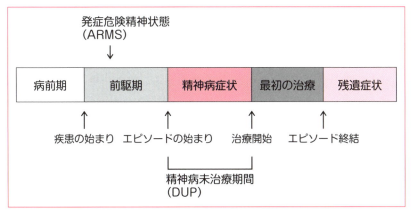

図7 統合失調症の早期発見と早期治療

社会生活能力は比較的保たれる。**緊張型**は興奮（刺激とは無関係な目的のない強い興奮）と昏迷（周囲の刺激に反応せず無動，無言）とが交替して表れることが特徴であるが，予後は比較的よい。

病型と予後とはある程度の関連を持つが，統合失調症自体が軽症化して病型がはっきりしなくなったこと，経過中に異なる病型に移行するものもあることなどから，最近では病型は以前ほど重視されなくなっている。

> 統合失調症の治療

ここ10～20年の間に統合失調症の治療は大きく進歩してきているが，その要因の1つに新しく開発された抗精神病薬の出現がある。現在，**セロトニン・ドパミン拮抗薬**SDA（リスペリドン，ペロスピロン，パリペリドン），**多受容体作用抗精神病薬**MARTA（オランザピン，クエチアピン），**ドパミン部分作動薬**DPA（アリピプラゾール），**ドパミン・セロトニン拮抗薬**DSA（ブロナンセリン）などが発売されている。
これらの薬物は従来の抗精神病薬（クロルプロマジン，ハロペリドー

56　第4章　ライフサイクルとこころの働き

ルなど）と比較すると，体の動きのぎこちなさや手のふるえといった
パーキンソン症状や過鎮静，認知機能への影響などの副作用が少ないの
で，患者の社会復帰活動（リハビリテーション）や日常生活機能の回
復，生活の質（QOL）の向上に有効である。また，患者の自主的な服
薬の継続（アドヒアランス）にもつながりやすいので，その結果症状の
再発，再燃を防ぎ，統合失調症の本質的な回復（リカバリー）を目指し
た長期予後を明るいものにすることに役立っている。

● 統合失調症の早期発見・早期治療の重要性 ●

　なお最近の動きとして，統合失調症の前駆段階にある例に対する早期
介入が課題となっている（図7）。統合失調症患者の多くは，明らかな
精神病症状が顕在化する前に抑うつや不安，軽微な精神病症状などのい
わゆる前駆症状を呈する。近年このような状態は**発病危険精神状態**
（ARMS：At Risk Mental State）とよばれ，国際的に共通の操作的基
準により診断され，早期介入の対象となりつつある。ARMSの診断基
準としてはここ1年以内に短期間の間欠的な精神病状態がみられている
こと，ここ数年間に微弱な陽性症状を体験していること，遺伝的ハイリ
スク（第1度近親者に精神病性障害）と生活機能低下がみられることな
どが挙げられている。この基準の1つがみられた例では1年以内にその
10～50％が精神病水準へ移行するといわれる。

　また統合失調症が発症してから治療が開始されるまでの時間の遅れは
精神病未治療期間（DUP：Duration of Untreated Psychosis）と呼ば
れ，DUPが長いほど臨床的転帰（アウトカム）が不良となる。DUPと
長期転帰の相関の背景には心理的社会的要因のほかに何らかの生物的要
因（脳の体積減少）が進行する可能性があり，DUPを短くするための
早期介入の重要性が示されている。

　統合失調症の好発年齢（思春期から青年早期）を考えると，中学，高

表5　依存性薬物

依存の類型＼依存の内容	精神的依存	身体的依存	耐性	耐性形成の特徴
1　麻薬(モルヒネ)型	+	+	+	早く，強固
2　バルビツール酸型	+	+	+	遅い，耐性形成は著しくない
3　コカイン型	+	−	−	
4　アンフェタミン型	+	−	+	遅いが，とどまるところがない
5　大麻型	+	−	−	
6　幻覚剤型	+	−	+	早いが，すぐ消える
7　有機溶剤型	+	−?	−?	

校時代における精神保健に関する知識の教育が重要であるが，現在のわが国では中学・高校段階での精神保健の授業を行っている学校は他の先進国と較べて少なく，知識を得る機会が少ない。このような状況ではDUP の期間が長くなるのは当然で（我が国の調査では平均1年），精神保健に対する国民的関心と理解を高めないと，統合失調症をはじめ，精神疾患の発症予防はきわめて困難である。

6）薬物乱用と依存

薬物依存には精神依存と身体依存とがある。

精神依存とは薬物を摂取することによって起こる快感や薬物を中断することによって起こる強い心理的不快感のために薬物の使用をやめられない状態をいい，一方**身体依存**とは薬物の摂取をやめると激烈な精神的，身体的症状（離脱症状，退薬症状）をきたす状態をいう。

依存を起こしやすい薬物（**依存性薬物**）には麻薬，コカイン，大麻，覚せい剤，幻覚剤，有機溶剤などがあり，そのほか医療上に用いられる

58　第4章　ライフサイクルとこころの働き

抗不安薬，睡眠薬，鎮痛薬などがある（表5）。

薬物依存の原因

　医原性のもの（医師が患者に使用しているうちに起こるもの），自発性のもの（自分から薬物を入手して使用しているうちに起こるもの），流行性のもの（流行性に多数の人にみられるもの）がある。

　薬物依存の成立には薬物自体の作用のほか薬物使用者の性格や環境が重要な因子となる。

　なおある薬物を医学的常識から逸脱した用法，用量のもとに摂取する場合を**薬物乱用**といい，自発的に行われるが，社会的には好ましくない行為とされる。かつて主な乱用薬物は覚せい剤と有機溶剤（シンナー）であったが，現在は新しい物質の乱用，依存もみられている。

a．麻薬

　麻薬にはあへんアルカロイド系麻薬（モルヒネ，コデイン），コカアルカロイド系麻薬（コカイン），合成麻薬（ヘロイン）がある。

　モルヒネは精神依存がきわめて強く，また身体依存も速やかに形成される（表5）。多幸感，陶酔感がつよく反復使用すると容易に耐性を生じる。**離脱症状**（流涎，嘔吐，発汗，悪寒，けいれんなど）は激しく，薬を断ってから数時間ないし1日で起こり，半日ないし1週間続く。現在ではモルヒネの非医療性依存はほとんどみられない。

　ヘロインはモルヒネより毒性がつよく，離脱症状も激しい。犯罪との結び付きもつよい。

　コカインは吸入することによって気分高揚や陶酔感が出現し，疲労や空腹を感じなくなる。コカイン依存では身体的衰弱が激しく，特徴的なのはつよい幻覚（幻視と幻聴）がみられることでコカイン幻覚症の名がある。精神依存は形成しやすいが，身体依存や離脱症状は少ない。

b．大麻

　大麻は世界的に広く野生しており，その雌花や葉を乾燥して巻煙草のようにしたのがマリファナで，樹脂を固めたものがハシッシュと呼ばれている。

　使用時の精神症状 としては知覚が敏感となり物音が大きく聞こえたり，色彩が鮮明に感じられたり，時間や空間の感覚に変化が起こる。気分は発揚状態となる。大麻には身体依存がなく，離脱症状もみられない（表5）。

　長期間使用を続けると無気力，怠惰となる動因喪失症候群におちいる。なお大麻の使用には社会文化的要因の影響が大きい。

c．覚せい剤

　覚せい剤依存の中心はメタンフェタミンの使用によるものである。戦後流行のピーク時（昭和29年頃）には20万人の依存者を出したが，覚せい剤取締法（昭和26年施行）以来，急速に減少した。しかしその後も第2次乱用期（昭和45年頃），第3次乱用期（平成10年頃より）を迎え，とくに第3次乱用期では外国人による密売の増加，高校生など10代の青年への乱用の浸透など社会的拡がりをみせている。

　覚せい剤を使用すると1時間以内に多幸，多弁，不安，不穏などの精神症状と発汗，頻脈，振戦，食欲不振などの身体症状が出現する。薬効が切れると疲労感，脱力，無気力，抑うつなどの反跳現象が起こり数日間持続する。この反跳現象による不快感を避けるために使用を繰り返すことになる。

　覚せい剤を大量に長期間（2〜3か月以上）にわたって使用すると，統合失調症類似の精神病状態 が出現し，幻覚（幻聴が多い），妄想（被害妄想が多い）がみられ，ときに傷害行為に及ぶこともあるが，統合失調症と異なり疎通性は保たれている。

60 第4章　ライフサイクルとこころの働き

　また使用中止によって症状が消失した後に再び使用すると，少量，1回限りでも精神症状が再燃することがあり，**フラッシュバック**という。覚せい剤では精神依存は起こるが身体依存はなく，耐性が強く形成されるのが特徴である（**表5**）。

d．有機溶剤

　有機溶剤は多くは乱用（シンナー遊び）の形で青少年（15～24歳）の間にみられ，男性に圧倒的に多く，使用の動機は好奇心によるものが最も多い。

　有機溶剤を吸入すると気分の高揚，酩酊感が出現し，この間，色彩に富んだ情景的幻視や自分の空想したものが幻視としてあらわれるなどの夢想様体験がみられる。身体依存はみられない（**表5**）。乱用が続くと無気力，無関心となり怠学や欠勤など動因喪失症候群がみられるようになる。なお覚せい剤使用者には有機溶剤乱用歴のあるものが多い。

e．幻覚剤

　幻覚剤には **LSD25**，**メスカリン**などがあるが，身体依存はなく耐性はあっても速やかに消失する（**表5**）。わが国では LSD25 の乱用がほとんどである。

　LSD25 は麦角アルカロイドに含まれごく微量で，視覚的に光・色彩幻覚，直線・平面感覚，視空間などの異常（ゆがみ）や錯視・幻視があらわれ，聴覚も過敏となる。意識の変容，狭窄をきたし自我意識の異常（自己視など）も起こる。感情的には不安，苦悶，さらに恍惚状態となり，こころが拡がって現実世界を超越し宇宙と合一するといった体験がみられることがある。

　近年合成幻覚剤 MDMA の乱用もみられるが，覚せい剤類似の作用があり，麻薬に指定されている。

f．睡眠薬・抗不安薬

睡眠薬依存は不眠の治療に本剤を使用しているうちに習慣となり，次第にその量を増すことによるが，一部には「睡眠薬遊び」にみられるような酩酊感を楽しむ乱用からくるものもある。以前はバルビツール酸系の睡眠薬依存がみられたが現在は睡眠薬や抗不安薬の主流が占めているベンゾジアゼピン系薬物の依存が多い。

バルビツール酸系薬物の連用では身体症状として構音障害，歩行失調，振戦などが，精神症状としては注意集中困難，記憶，記憶力低下，感情不安定，意欲減退などがみられた。また服薬を急に中断すると離脱症状としてせん妄，けいれん発作が誘発される。ベンゾジアゼピン系薬物ではこれらの症状は軽い。

ベンゾジアゼピン系の睡眠薬や抗不安薬を服用している例のなかに，臨床的使用量の範囲内でも依存もみられる例のあることが注目されている。年齢的には40〜50歳代が多く，服用によってむしろ社会によく適応したいとの気持ちを持ち，実際に生活上の破綻もなく過ぎているが，服用をやめると離脱状態として手指振戦，不眠，抑うつなどがみられる。常用量依存といわれている。ベンゾジアゼピン系の睡眠薬や抗不安薬は各診療科で広く使用されているので，注意が必要である。とくに力価が高く，半減期の短い薬物ほど依存の危険性が高い。

7）ゲーム障害

最近，中・高生を中心に急速に広がっているものにスマホゲーム（ネット依存）がある。厚労省研究班の調査（2017）では中・高生の7人に1人（推計93万人）がスマホゲーム依存の疑いがあり，また低年齢化が進んでいるといわれる。これらの例では学業成績の低下，遅刻・欠席，居眠り，友人とのトラブル，さらにひきこもり，家族に暴力を振うなどの問題がみられている。最近WHOではこのような例を「ゲー

62 第4章 ライフサイクルとこころの働き

ム障害」として国際疾患分類での病気に認定した (2018)。

4 成人期

1. 成人期の特性

　成人期は青年期から老年期に入るまでの生涯のうちで最も長い時期である。青年期が遅延してきたといわれる今日では，一応22〜23歳から64歳までがその目安となる。成人期は心身ともに成熟に達し，生涯のうちでも最も安定した時期である。

　成人期の前半 は社会人としての巣立ちの時を経て，それぞれの目標を目指して活動し，必要な体験を重ねる。この時期はハヴィガーストの発達課題でも述べたように就職，結婚，出産，育児など家庭や社会に対する義務の遂行が要請される。しかし，現代では学校を卒業し，就職してからも親と同居して生活全般にわたって親に依存している例もあり，晩婚化や非婚化が進んでいて大人になったとする目安が不明瞭になっている。

　成人期の後半 は社会的に働き盛りといわれる年齢にあたり，円熟期を迎える。それまで行ってきた成果の積み重ねによって仕事や社会的な実績も上がり，自信や余裕が生じ職場での地位も一応安定したものとなる。しかし同時にそれから先の到達しうる地位や目標の限界も次第に明らかになってくる。その結果，仕事人間であった人が別の方面に生活の目標や生き甲斐を求めるといった気持の変化がみられることもある。身体的にも徐々に生理的な限界や衰えがみえ始め，肩こり，腰痛，食欲の低下，浅眠などに気づく。全身的な体力，持久力，回復力，抵抗力などが衰えると同時に加齢と関係のある身体の故障や生活習慣病が出現しは

じめる。散歩やマラソンを始めるといった健康志向が強まるのもこの年代の特徴である。

　また，とくに成人期後半（初老期）ではそれまで意識されなかった依存対象の突然の喪失が生涯に大きな**心的外傷（トラウマ）**を残すことが少なくない。不本意な職場転換や失職，人間関係の破綻，配偶者との離別・死別といったことに遭遇すると，これを契機として心理的挫折が起こる。この時期の依存対象は，成人前半期のそれと比べて個人にとってはるかにかけがえのないものであることが多い。依存対象の喪失による心理的ストレスの程度を左右するものは失われた対象以外に，生き甲斐のよりどころとなるものがほかにどの程度残されているかによる。これらの問題は成人期後半のこころの健康を考える上で常に留意しなければならない事柄である。

2．成人期の精神保健的課題

1）女性の精神保健的課題

　成人期を通して男性に比べて女性はさまざまな環境的変化に遭遇して決断を迫られる場合が多い。結婚，妊娠，出産，育児など人生の大きな出来事も女性の方によりいっそう大きな影響を与える。成人期の女性は家族のライフサイクルに合わせて特徴的な問題に遭遇することがしばしばあるといってよい。

a．妊娠をめぐる問題

　妊娠初期には不安が高まったり，反応性に抑うつ状態になったりすることがあり，また妊娠中にうつ病などの精神疾患を発症することもまれではない。出産後にも一過性の抑うつ気分，涙もろ

さ，不安，焦燥感などの感情面の障害がみられ，**マタニティ・ブルーズ**と呼ばれる。この状態は，分娩後1日位たって出現し，普通は数日で回復する。産婦の10〜40％にみられるといわれ，ときに産後うつ病に移行することがある。

産後うつ病は，出産後1か月以内に発症し，頻度は3〜9％といわれる。育児や家事の負担が増大する中で悪化し，ときに自殺や母子心中に至る例があるので十分な注意が必要である。

産褥精神病は，比較的まれであるが，分娩後間（数日〜1か月）をおいて急激に発症し，不安，困惑，抑うつ，錯乱，幻覚，妄想などの急性の精神病状態を呈するものである。一般に予後はよいが，ときに慢性化する場合がある。

b．空の巣症候群

成人期の主婦にとって子供が成長し，独立して手許を離れた後のぽっかりと穴のあいたような空虚さはこころの健康にとって大きな問題となる。子どもとの結びつきが強く，成人した子どもに対しても幼児期や学童期の子どもに対するのと同じような親子関係や感情を抱き続けている母親の場合とくに状況は深刻になる。

子どもが巣立ったあとのこのような母親にみられる抑うつ気分，いらいら，食欲不振，めまいなどの症状を空の巣症候群と呼ぶが，これには親と子の心理的共生関係のほか，実際には更年期という年齢（更年期障害の引き金ともなる）や夫との絆の弱さなども背景にあるものとみられる。

c．更年期障害

女性は45〜55歳に閉経することが多く，この時期が更年期とされる。更年期には卵巣機能が衰退し女性ホルモンの一つである卵胞ホルモ

ン（エストロゲン）の量が徐々に低下する。閉経は正常な加齢現象であるが，ホルモンの量の変化に身体が慣れるまでの間，さまざまな症状が出現することがあり，更年期障害と総称されている。

症状 としては熱感（ほてり，のぼせ），発汗，肩こり，めまい，頭痛，不眠，いらいらなどの自律神経症状が中心である。

更年期障害には内分泌的変化が必須であるが，それに個人の素因，ストレス，社会的環境などがからみあっており，したがって症状の有無や程度にはかなり個人差がみられる。とくに主婦の場合は家庭が主な生活の場であるため，家庭内の問題によるこころの葛藤が外に向かって発散，解消されにくい。

更年期障害への対策 として，女性ホルモン（エストロゲン，プロゲステロン）の減少によって起こるさまざまな不安愁訴に対してはこれらのホルモンの補充療法を行うことによって症状は改善する。しかし更年期障害には心理・社会的ストレスも影響しているので，精神療法や必要に応じて抗不安薬や抗うつ薬を使用する。

また，余暇の過ごし方（趣味，仕事，生き甲斐），十分な休養と睡眠，適度な運動など生活リズムの確立，気分転換をはかることなどの工夫も必要である。

総じて更年期を老化への過程としてマイナスイメージでとらえるのではなく，自分のライフサイクルの中で更年期の意味を見直し，新しい出発の時期とすることが大切である。

近年，女性特有のこころの悩みや病気について相談しやすくするために，女性医師や女性スタッフが対応してくれる女性専門外来を置く医療機関が増えてきている。

66 第4章 ライフサイクルとこころの働き

2）うつ病（Depression）

　ここでいううつ病は症候学的にはDSM-5の抑うつ障害（表6-1）の中の大うつ病性障害（単一エピソード，反復性）にほぼ該当するが，従来の分類では単極性うつ病ともいわれた。単極性うつ病はうつ状態だけを繰り返すものである。一方，気分障害には双極性障害（表6-2）もあり，これは躁状態とうつ状態の両方を繰り返すもの（躁うつ病）で，この中でうつ状態を示している場合を双極性うつ病という。かつてE. クレペリンは躁うつ病を統合失調症とならぶ重要な内因性精神病の1つとした（1899）が，現在の気分障害はクレペリンの躁うつ病のほかにもいくつかの病態を含むより広い概念となっている。

表6-1　抑うつ障害の分類

重篤気分調節症
大うつ病性障害，単一エピソード
大うつ病性障害，反復エピソード
持続性抑うつ障害（気分変調症）
物質・医薬品誘発性抑うつ障害
月経前不快気分障害
他の医学的疾患による抑うつ障害
他の特定される抑うつ障害
特定不能の抑うつ障害

（DSM-5による）

表6-2　双極性障害の分類

双極Ⅰ型障害
双極Ⅱ型障害
気分循環性障害
物質・医薬品誘発性双極性障害
他に特定される双極性障害
特定不能の双極性障害

（DSM-5による）

うつ病の原因

うつ病は人口の6.5%（15人に1人）が生涯に一度は罹り，男性より女性に多い。うつ病の原因は不明であるが，生物学要因（遺伝的素質）に心理社会的ストレスが加わって発症すると考えられている。

病前性格としてはE. クレッチマーの循環気質（陽気で明るく，情にもろく，社交性があり，親切），下田光造の執着性格（几帳面，徹底性，こり性，生真面目，仕事熱心，つよい責任感），H. テレンバッハのメランコリー親和型性格（秩序を愛し，他人への配慮がつよく，過度に良心的）などが知られている。

発病の誘因としては生活環境や心理状況の急激な変化（仕事の過労，転勤，昇進，定年，転居，出産，配偶者の死亡，子どもの結婚など）が多い。このような身辺をとりまく状況の変化がある特定の性格特徴をもつ個人に対して大きな意味を持ち発病の引き金となる。これを**状況因**というが本人にはその心理的因果関係が明瞭に意識されていないものである。このような発病状況をとらえた例として引っ越しうつ病，消耗うつ病，荷下しうつ病，喪失うつ病などの呼び名が知られている。

うつ病の症状

うつ病の症状をまとめて**図8**に示す。

精神症状として，中核となる症状は抑うつ気分と興味または喜びの喪失である。

- うつ状態になると特別の動機や理由がなく気分が憂うつとなりすべてのことが面白くなくなる。
- 周囲の出来事が生き生きと感じられなくなり喜怒哀楽の感情がうすれる。このような気分の変化は**生気（生命）感情の低下**（生気抑うつ）といわれ身体の働きにも影響する。
- 不安が強く，胸内苦悶，焦燥，心気的となり絶望感をあらわすことも

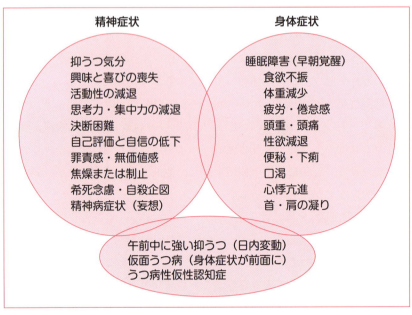

図8 うつ病の症状

ある。
- 精神活動や身体の働きが抑制され，思考や行動の停滞が起こる。
考えが前に進まず同じことの繰り返しとなり，決断ができない。このような例では仕事がはかどらず日常生活に大きな支障をきたす。動作も緩徐となり，会話も不活発，声も低調となる。片付けなければならない用事があると分かっていても億劫でどうしてもできないと訴える。重症になると体を動かす気力もなくなり終日臥床したまま話しかけても応答のない状態となる（うつ病性昏迷という）。
- 思考内容には取り越し苦労や些細な過去の後悔が多く，物事をすべて悲観的にみるようになり，重くなると罪責感や厭世観を抱き，**貧困妄想，心気妄想，罪業妄想**（うつ病の三大妄想といわれる）を生じることがある。

- 希死念慮，自殺企図がみられる。自殺はうつ病の極期よりも気分変動の激しい病初期と抑制のとれる回復期に多い。患者の10～15％が自殺を企てるといわれている。

身体症状では全身的な変化（生体リズムの変化）として睡眠障害（不眠，ときに過眠），食欲減退，体重減少，性欲減退，無月経などがみられる。

また**自律神経機能に関するさまざまな愁訴**がみられ，多いのは頭痛，頭重，便秘，胃・胸部圧迫感，心悸亢進，口渇，首や肩のこり，倦怠感などである。

うつ病の症状は1日のうちでも波があり，とくに朝方の気分が悪く（早朝抑うつ），抑制も強いが夕方から夜にかけて比較的楽になる。この現象は**日内変動**と呼ばれ特徴的な症状である。

精神症状が軽く，身体症状が前景に立つものを**仮面うつ病**と呼ぶことがあるが，このような例は精神科より内科など一般科を受診することが多い。

うつ病の治療

原則として抗うつ薬による薬物療法と休息とを基本とする。

●薬物療法

抗うつ薬に関しては，わが国で1960年代より使われた三環系抗うつ薬（イミプラミン，アミトリプチリン，クロミプラミンなど）やその後の第二世代抗うつ薬（アモキサピン，マプロチリン，ミアンセリンなど）があるが，ここ10数年は**選択的セロトニン再取り込み阻害薬**SSRI（フルボキサミン，パロキセチン，セルトラリン，エスシタロプラム），**セロトニン・ノルアドレナリン再取り込み阻害薬**SNRI（ミルナシプラン，デュロキセチン，ベンラファキシン），**ノルアドレナリン作**

動性・特異的セロトニン作動性抗うつ薬 NaSSA（ミルタザピン）など新しい薬物が第一選択薬となっている。

　新しい薬物は従来のものと比べると抗コリン性副作用（口渇，便秘，かすみ眼，排尿困難など）や心・循環系に対する副作用が少なく，忍容性がよい。

　一方，双極性障害のうつ状態（双極性うつ病）では，抗うつ薬により躁状態を引き起こす**（躁転）**ことがあるので，単極性うつ病とは薬物の選択が異なり，気分安定薬を中心とした治療を行う。

●**精神療法**

　うつ病者にみられる認知の偏り（自己・世界・将来に対する否定的・悲観的考え）を客観的事実によって修正し，問題の解決と感情の安定をはかる認知行動療法が有効とされている。

うつ病類似の症状を示すもの

- **神経症性のうつ状態**……抑うつ気分や抑制は比較的軽く罪責感が少ない。また生気的抑うつの表現とされる身体的変化や日内変動が目立たない。一方，抑圧された葛藤や心理的誘因がみられ，症状には動揺があり，経過は慢性化（数年）する傾向がある。性格的には感情的に未熟で不適応に落ち入りやすく，依存的傾向がみられる。DSM-5 では気分変調症と呼ばれている（**表6-1**）。

- **身体的原因によるうつ状態**……脳器質疾患（脳動脈硬化症，脳梗塞，パーキンソン病，脳腫瘍など），身体疾患（インフルエンザ感染後，内分泌疾患など），薬物使用（ステロイド剤，降圧薬，抗甲状腺薬，経口避妊薬，DOPA，インターフェロンなど）によるものがあるので注意が必要である。

- **季節性感情障害（季節性うつ病）**……秋から冬にかけてうつ状態を繰り返すもので，症状 は抑うつ気分，抑制に加え，過食，体重増

4　成人期　71

　加，過眠など非定型的な病像を示す。日照時間の少ない高緯度地域に多く，生体リズムの異常と関係する。

　わが国では1998年以降，年間の自殺者が3万人を超えていたが，このうちうつ病によるものが約6,000人で健康問題が原因とみられる1万5,000人のうち最も多い。(2008年警察庁調べ)。2006年6月，「自殺対策基本法」が成立し，自殺予防への取り組みが本格的に行われ始めた。
　この点からも，うつ病に対する啓発や早期の発見，早期治療が重要な課題となっている。2011年から自殺者は減りはじめ，2017年は20,431人で約1万人の減少を見ている。

3）アルコール依存症
　アルコール依存症は長期にわたり習慣的にアルコールを摂取した結果，精神的，身体的，社会的に何らかの障害が現れてくる状態である。
　わが国のアルコール依存症者の数は飲酒人口の2～3％といわれ，実数では150～250万人と推定されている。また，女性のアルコール依存症の増加も目立っている。アルコール依存症では，アルコールを強迫的に求める行為（コントロール喪失飲酒），アルコールの長期連用による身体および精神症状，アルコール離脱に際してみられる精神身体症状および社会的機能の著しい障害が認められる。

アルコール依存症の症状
● 身体症状
- 手指振戦，末端神経炎（四肢のしびれ，疼痛），運動失調，瞳孔障害
- 心肥大，肝障害（脂肪肝，肝硬変），胃・十二指腸潰瘍
- 高血圧，糖尿病，脂質異常症（高脂血症），高尿酸血症

72　第4章　ライフサイクルとこころの働き

●精神症状

- **性格の変化**……自己抑制に欠け，一見調子はよいが易刺激的・衝動的で飽きやすく，持続性に乏しくなる。また自分の置かれた状況に対する認識に欠け，経済観念や家庭に対する責任感がなくなり，家庭崩壊や社会からの脱落も起こる。
- **知的能力の低下**……思考力，精神作業能力が低下する。

飲酒を中断すると数時間ないし10数時間後に**離脱症状**（粗大振戦の増強，嘔吐，発汗，構音障害，不眠，悪夢，不安，いらいら，幻覚，けいれん発作）が起こる。離脱症状の発現は身体依存の証拠である。

またアルコール依存症を基盤として急性あるいは慢性の精神症状が出現するが，急性アルコール精神病（振戦せん妄，アルコール幻覚症など）は，ほとんどが飲酒を急激に中断することによって起こる離脱症候群と理解されている。

アルコール依存症の治療

アルコール依存症の治療には断酒が先決であるが，必要により入院治療，精神療法（個人的・集団的），家族療法，環境調整などを行う。わが国でも最初のアルコール専門病棟が昭和38年に国立療養所久里浜病院に設立された。

アルコール依存症者にはパーソナリティ障害や，うつ病，神経症性障害を合併するものもあって，社会生活上でも定職のないものや家庭が崩壊し単身となったものが多い。したがって治療にはそれぞれ個人の条件に応じて多面的に対処し依存を促進している要因を取り除く必要がある。また，アルコール依存症者にしばしばみられる自己のアルコール問題の否認，家族が陥りやすい促進行動や共依存といった現象をどう取り扱っていくかも問題となる。

4　成人期　73

　アルコール依存症者の断酒継続のためにはアルコール専門病院や保健所などにおける社会復帰活動とともに飲酒者同志の相互扶助組織（自助グループ）である**アルコール患者匿名会**（Alcoholics Anonymous：AA，1935 年米国オハイオ州で発足），**断酒会**（1958 年高知で発足，1963 年日本断酒連盟となる）の活動が大きな役割を担っている。

　なお，アルコール依存症者の死亡率は一般人口より高く，主な死因は心疾患，肝障害などである。

4）不眠症

　睡眠は身体の健康のみならずこころの健康にとってもきわめて重要である。睡眠障害についてのわが国の疫学調査によると，不眠を訴える人の割合は約 20％で，この点からみると不眠症はもはや国民病といっても差支えないほどである。

　慢性的に不眠が続くと肥満，糖尿病，高血圧発症の危険因子となるが，精神面でも日中の精神活動が損なわれ，作業能力の低下や抑うつ気分をもたらす。近年，多様化する生活環境，就学・学業形態，長時間労働や夜間就業による睡眠時間の短縮，夜型化した生活などが一層睡眠不足を招き，日中に眠気を自覚する人が増加しているといわれる（「**睡眠不足症候群**」）。

　このような状況にあると，寝不足による注意力の低下や集中力の低下が原因となって，交通事故（居眠り運転，追突）やときには大きな産業労働災害を起こす危険があり，実際にそのような例は数多く知られている。睡眠障害によってもたらされる社会的・経済的損失も大きい。

　不眠の原因 はさまざまであるが，そのうち精神疾患によるものには，うつ病をはじめ統合失調症，神経症性障害，アルコールおよび薬物依存，さらに認知症などがある。うつ病では 90％近くに睡眠障害（不眠）がみられるが，一方慢性化した不眠は不眠のないものに比べてうつ

病発生のリスクが高いといわれている。経済情勢によるストレスや労働過重に起因する不眠の増加も今日，うつ病増加の危険因子となっている。高齢者では加齢とともに睡眠障害が増加するが，その背景にはさまざまな身体疾患，精神疾患などとともにQOLの低下や生活習慣の乱れなどがあるとみられる。

　また，不眠と関連して注目されているものに睡眠時無呼吸症候群や睡眠相後退症候群がある。

　睡眠時無呼吸症候群は睡眠中に本人が気づかないまま5〜10秒間呼吸が停止するもので，この間眠りが浅くなり，息苦しくなって目を覚ます寸前に呼吸を回復するが，このとき大きないびきをかくのが特徴である。無呼吸の時期が一晩のうちに30回以上ある場合，本症と診断される。男子に多く加齢とともに頻度が高くなり高齢者では約25%にみられる。このような例では夜間の睡眠不足のため日中居眠りをしたり，倦怠感を覚えたりして仕事や生活に影響することが多い。

　睡眠相後退症候群はいわゆる夜更かし朝寝坊の典型的なパターンで都会人や若い人に多くみられる。極端な場合，寝付くのは明け方で起床するのは夕方となる。睡眠時間がずれて普通のように朝起きることができないので欠勤や不登校，遅刻が習慣的になる。睡眠覚醒リズム（概日リズム）が極端に狂ったために出現する現象であるが，治療には睡眠に関する正しい知識（睡眠衛生）を身につけさせ生活習慣を正す必要がある。最近，このような睡眠覚醒リズムの乱れを整え，自然な睡眠をもたらす新しい作用機序の不眠症治療薬（メラトニン受容体作動薬）ラメルテオンが発売されている。

5 老年期

1．老年期の特性

　法律的には老年期とは65歳以降を指すが，いうまでもなく65歳という境界はあくまでも便宜的なもので，個々の例によっては50歳代からすでに老年期といえる状態の人もいれば，70歳を過ぎてもむしろ壮年というにふさわしい心身の状態や社会的活動を保持している人もいる。平均寿命が延びるに従って老年期も長くなりその前半と後半では身体面や社会との関わりなど日常生活の面でもかなり異なってくるので，老年期を前期（65〜74歳）と後期（75歳以上）に分けて取り扱うことが多い。

　老年期になると**身体面の変化**として外観的には皮膚のしわや毛髪の変化，歯や脊椎の変形などに年寄りらしさがみられるようになる。また外観に現れない器官や組織の老化，つまり機能低下のために気温の急激な変化や病気やけが，手術などで体に変調が起こったとき，回復するまでに時間がかかるようになる。体のどの器官も，長い間使わないと若いときに比べはるかに早く衰えることは，高齢者の四肢の筋肉によく起こる廃用性萎縮をみれば分かる。したがって老年期になっても日頃自分でできる作業はなるべくこまめに行い，適度に体を動かし，四肢の筋肉や全身の働きを保ち続けるような生活習慣を心掛けることが大切である。

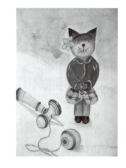

　精神面の変化では知的機能の衰えが起こるが，そのなかでも記憶力とくに新しいものを覚え込む能力（記銘力）や学習能力，分析能

力などが低下する。また記憶している事柄を必要に応じて取り出す再生機能も低下する。これに対して一般的知識，一般的理解，判断力などはそれまでに積み重ねた知識や経験を活用する能力に関わっているので比較的衰えない。

また老年期では刺激に対する感受性が鈍くなる反面，強い刺激に出会うと感情興奮を起こし，それがなかなかおさまりずらい面がある。いわゆる涙もろくなる傾向（**感情失禁**）がこれである。一見ささいなきっかけから悲しみや不安などの感情に陥り，興味や喜びを失い，焦燥感，不眠などを起こすことがあるので注意が必要である。

加齢に伴う**性格変化**も重要である。自己中心的，保守的傾向の増強，関心・興味の喪失などが一般的には認められるようになる。また個人の性格の特徴（欠点）が極端になって現れること（性格の尖鋭化）があるといわれるが，一方若い時の性格の偏りがとれ，円満（円熟化）になる場合もあり，これも個人差が著しい。

老年期には個人を取り巻く環境にも変化が起こり，仕事からの引退と社会的地位の喪失，収入の減少，対人関係の狭まり，家庭内での中心的地位の喪失，配偶者との死別などが生じる。社会や家庭から期待される役割は少なくなり，ときには疎外されることもある。

このような喪失体験と身体的な衰えの自覚とがあいまって**老いの心理**が形成される。老年期の心理は不安，孤独，抑うつに傾きやすく，こころの危機を生み出しやすい。老年期の自殺率は高く 60 歳以上で全自殺者の約 2 分の 1 を占めている（2017 年，国民衛生の動向）。

2. 老年期の精神保健的課題

老年期は身体機能の老化，精神機能の低下，環境の変化を背景にして心理的危機が起こり，精神疾患が高率に発生する時期であって，その割

合は若年者に比較して数倍も高い。老年期の精神疾患は器質性精神疾患と機能性精神疾患とに分けられる。前者は高齢になって初めて発病し，老化と直接関係するものが多く認知症が中心となる。後者にはうつ病，妄想状態，神経症性障害などがあるが，これらは老年期特有のものではなく，本質的には青年期，成人期のものと違いはない。ただし，老化による影響を否定することはできず，症状や経過の上に修飾がみられる。

1）器質性精神疾患（認知症）

認知症の出現頻度は65歳以上で7～8％であるが，年齢が高くなるとともに急速に増加し，85歳以上は27％となる。認知症とはいったん正常に発達した知的機能が，後天的な脳の器質的障害により持続的に低下し日常生活や社会活動が営めなくなる状態をいう。認知症には種々のものがあるが以下代表的なものを挙げて説明する。

a．アルツハイマー型認知症（アルツハイマー病）

1906年にA.アルツハイマーが報告した脳萎縮と進行性認知症を呈した51歳の女性の症例をE.クレペリンがアルツハイマー病と呼んで以来，初老期に発症する認知症の代表的疾患とされてきた。1980年代になって65歳以上にみられる老年認知症と脳の病理的所見がほぼ同一であることから両者を含めてアルツハイマー型認知症（アルツハイマー病）と呼ぶようになった。現在，早発性（65歳以前）と晩発性（65歳以降）に分けている。認知症中，最も多く，約過半数を占める。

脳の肉眼的所見 では大脳皮質全般の著明な萎縮があり，顕微鏡的には神経細胞の変性脱落のほかアルツハイマー原線維変化，老人斑の出現などがみられる。これらの変化は健常高齢者にもみられるが，本症の脳でははるかに高度にまた広範囲に出現する。また記憶に関係するコリン作動性神経細胞の脱落が著しい。アルツハイマー病は男性より女性に多

78 第4章 ライフサイクルとこころの働き

表7 軽度認知障害（MCI）の診断基準

- 主観的なもの忘れの訴えがある
- 記憶力検査を行うと年齢に比し記憶力の低下がみられる
- 日常生活動作や全般的な認知機能には問題はない
- 正常と認知症の中間に位置し，認知症の前駆段階と考えられる
- MCI の半数以上がその後認知症に移行する

い。

　発病は徐々ではあるが，心理的，身体的負荷を契機に急に目立ってくることがある。症状 としては記銘・記憶障害（物忘れ）が基本で，特徴的なことは最近の記憶（近時記憶）はおかされるが，古い記憶（遠隔記憶）はかなり後まで保たれていることである。記憶障害が高度になると見当識障害も出現し，時間の観念が失われ，自分の居場所が分からなくなり（しばしば迷子になる），家族など親しい人を認知できず，日常生活のありふれた行為が著しく困難となる。

　また関連する精神症状として，意欲低下，不安，不眠，抑うつ，不穏，興奮，せん妄，問題行動（不潔，徘徊）などがあり，「認知症に伴う行動および心理症状」（BPSD：Behavioral and Psychological Symptoms of Dementia）と呼ばれる。

　進行すると人格変化がすすみ，やがて失禁，寝たきりで，意志の疎通が困難となる。経過は7〜8年である。

　最近認知症への前段階となる軽度認知障害（MCI：Mild Cognitive Impairment）の早期発見が重要とされている（表7）。MCIでは主観的なもの忘れの訴えがあり年齢に比して記憶力が低下しているが，社会生活や日常生活上の支障はなく，認知症は認められないが，正常ともいい難いものである。数年後，約半数がアルツハイマー病などに進行していくといわれる。現在，認知症と軽度認知障害の割合はほぼ500万人ずつ

5　老年期　79

である（2018）。

b．血管性認知症

血管性認知症は脳血管障害によって生じた認知症の総称であるが，65歳以上の老年期に多く，原因としては多発性脳梗塞によるもの，脳卒中後の急性発症によるものなどがある。病変部位によって片麻痺，歩行障害（小刻み歩行），嚥下障害，言語障害（言語不明瞭，構音障害），パーキンソン症状（筋強剛，振戦）などの神経学的所見を伴う。

精神症状としては物忘れ，意欲低下，抑うつなどで始まるが，物忘れはアルツハイマー病ほど高度ではなく，意欲低下や抑うつはアルツハイマー病より程度が強く，初老期ないし老年期うつ病と類似した症状を示す。

脳血管障害の部位によって精神機能の低下が均等でないため記銘障害が著しいのに，日常生活の判断や病状の自覚が割合にあったり，元来の人格が保たれていたりするので「まだら認知症」と呼ばれる。

また感情のコントロールができなくなって急に泣いたり笑ったりなどの感情失禁がみられ，進行するとしばしば夜間せん妄，錯乱などの症状が出現する。

血管性認知症の要因としては加齢のほか高血圧，脂質異常症（高脂血症），糖尿病，心疾患，飲酒などの生活習慣病が重視されている。これらに対する壮年期からの対策，さらに心身の過労，急激な身体的・精神的ストレスを避けることなどが大切である。

c．ピック病

1892年A.ピックにより記載されたもので，原発性の限局性の大脳皮質の萎縮（とくに前頭葉，側頭葉）をきたす疾患で，発病は50歳前後の初老期に多い。脳内にはリン酸化蛋白質の蓄積によるピック嗜銀球が

みられる。

　前頭葉型では初期に特有な人格変化（自制力欠如，衝動的，無頓着），質問をはぐらかすような，真面目に対応する努力をしないような態度（「考え不精」），立ち去り行動，道徳感情低下による反社会的行為（窃盗，虚言）などがみられるが，記憶障害はそれほど目立たない。進行すると無関心，自発性減退，滞続談話（会話の中に同じ内容の言葉が常同的に繰り返される）が出現する。**側頭葉型**では感覚失語から始まることが多い。末期には精神活動はほとんど消失する。

　ピック病は現在，**前頭側頭型認知症**の代表的疾患として分類されている。

d．レビー小体型認知症

　レビー小体型認知症はアルツハイマー病，血管性認知症についでわが国では3番目に多い認知症といわれる。

　アルツハイマー病に似た進行性の認知症であるが，早期より**パーキンソン症状**が出現し，歩行障害（転倒しやすい），動作緩慢がみられる。具体的な内容をもった生々しい幻視が特徴的で反復して出現する。また認知機能のレベルには変動が激しい。抗精神病薬に対する感受性が高く，少量投与でも副作用が出現しやすい。

　大脳皮質，基底核などにα-シヌクレインという物質を含んだレビー小体が多数出現する。

2）機能性精神疾患

　わが国での疫学的調査によると65歳以上の高齢者について機能性精神疾患の出現率は約2％である。

a．老年期うつ病

老年期のうつ病は抑うつ気分や思考・行為の抑制が少なく，強い不安，焦燥感，心気症状，被害妄想，貧困妄想などを伴いやすい。また身体症状が前景にでることも多い（**仮面うつ病**）。老化に伴う身体疾患の苦痛，経済力の減退，配偶者との死別，社会との繋がりの喪失などの誘因を持つことが多い（およそ75％にみられる）。うつ病はしばしば高齢者の自殺の原因となる。また経過中に**せん妄**（軽い意識混濁を伴って活発な幻覚や奇異な行動を示す状態）を起こすことがあるので注意が必要である。せん妄は抗うつ薬など薬物によっても誘発されることがある。

高齢者のうつ病にみられる抑制，不活発などの症状が外見上認知症に見えることがあるが，抗うつ薬使用により軽快するので鑑別が可能である（「**仮性認知症**」と呼ぶ）。ただし，老年期のうつ病が認知症の前兆（初期症状）のこともあり，認知症の早期発見，早期治療につながるので慎重に経過を見る必要がある。

b．老年期妄想状態

老年期は統合失調症様の妄想状態がみられることがあり，従来から遅発統合失調症，退行期妄想症などと呼ばれているが，統合失調症と同じものか，脳の老化によるものか明らかではない。初老期の女性に多い。

症状 としては被害・関係妄想のほか，幻聴や体感幻覚（体の中に奇妙な感じを訴える）などがみられる。ただし若年期の統合失調症にみられるような情意鈍麻や人格変化は目立たず，疎通性があり対人接触もよく，日常行動も整っていることが多い。独り暮らしなど孤立した状況にある場合や，視・聴力に障害を伴う場合が多いといわれる。

c．神経症性障害

老年期になると，知的能力の低下，性格変化などの上に環境因子が作

82　第4章　ライフサイクルとこころの働き

用して神経症性障害が起こりやすい。病型としては心気症が多いが，心身症的傾向のものや不安障害，強迫性障害などもみられる。また身体症状（頭重，頭痛，不眠，心悸亢進，胃腸障害など）を訴える例が多い。身近な環境因子（家庭内の対人関係など）や身体疾患などがしばしば誘因となる。

3）老年期のこころの健康に対する対策

　わが国では急速に高齢社会を迎えており，2018年には65歳以上の老人人口は3,557万人で全人口の28％を占めるにいたっている。また認知症高齢者は65歳以上の15％として553万人と推定される（2018年）。またMCI（正常と認知症の中間の者）についての推定では全国の65歳以上の高齢者における有病率は13％，約462万人と推定される。この数字は今後も増加し続けるものと思われる。

　これらの認知症高齢者に対する施策として家庭での介護（在宅介護）が困難な場合には，**特別養護老人ホーム**（寝たきりなどの人も），**老人保健施設**（リハビリテーションも含めて），**老人病院**（身体疾患の合併），**精神科病院**（精神症状，問題行動がつよいとき）などの施設がある。また，**在宅認知症高齢者**に対してはホームヘルプサービス，ショートステイサービス，デイサービス，訪問看護サービスなどが行われている。

　なお1983年には**老人保健法**が成立し，高齢者の保健・医療が整備され，1993年には**介護保険制度**が発足し，要介護高齢者に対するケアの充実が計られている。

　最近**抗認知症薬**としては従来使われていたドネペジルのほか2011年からガランタミン，リバスチグミン，メマンチンなどが発売されており，軽〜中等度ないし高度の認知症の進行を遅くすることができる。こ

のうちリバスチグミンは経皮吸収型のパッチ剤である。

　なお高齢者では一般に抗うつ薬や抗不安薬などの作用で，傾眠，せん妄，脱力などを起こしやすいので使用量に注意する。また，睡眠，栄養，運動，排泄などについて看護のよしあしは予後に関係するところが大きい。

　老年期は自己完成と統合性確立の時期であり，知恵と誇りをもって，各自が身につけた職業や子育てなどの知識・技術を次の世代に伝えることができる。そのためには高齢者の健康の維持や社会環境の整備，経済上の保証，生きがい，社会・家庭での役割などをできるだけ確保する配慮や施策が必要である。WHO（2002）は「豊かな老後から活力ある高齢化へ」と高齢者の生活の質（QOL）を高めていくことが大切であり，そのためには「**健康**（health）」，「**参加**（participation）」，「**安全**（security）」を政策の3つの柱とすべきことを提唱している。

84

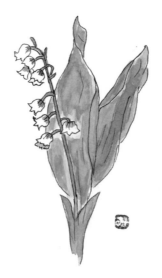

5 生活の場とこころの働き

1 家庭と精神保健

1. 家庭の機能と家族が抱える問題

　個人にとって最も身近な生活単位として家庭があるが，それは小社会ともいえる。家庭は夫と妻とその子どもたち，さらに夫や妻の両親などの近親者が日常生活を共にし，家族にこころのやすらぎを与える内的な空間となっている。家庭のもつ機能にはさまざまなものがあるが，まとめると**心理的機能，経済的機能，生殖的機能，教育的機能**などになる。精神保健の面からみると家庭の大切な役割として子どもの養育があり，すべての人は家庭で育まれ，人格の土台や生活上の習慣は家族とともに過ごしながら形成されていく。子どもは親からよい家庭環境を与えられる権利があり，一方親は子どもが家庭生活を通して個性を伸ばし，よい資質や能力を育んでいけるようにする責任がある。

　家庭の中心である夫婦は社会を構成する一単位であり，互いに異なる生い立ち，習慣，環境で育ってきたもの同士が新しい家庭を築きあげる

86　第5章　生活の場とこころの働き

のである。ここから親子，同胞の関係が発生し，理屈や打算ぬきの深い愛情の絆で結ばれ，緊密な気持ちのやりとりと温かい人間関係が生まれる。これはすでに述べた家族の心理的機能を意味するものである。しかし，ひとたび家庭内に対立や不信などの歪んだ人間関係が生じ，家族内の意志の疎通が得られなくなると，平衡状態が維持できなくなってくる。ここに外部環境からの因子も加わると家族内の緊張はさらに高まり，ついには家庭の崩壊に至ることもありうる。

　戦後70年余を経てわが国の社会は著しい変化を遂げてきたが，同時に家族の姿も大きく変わってきた。以下にそのいくつかの点をあげてみよう。

1）核家族化と家族生活のスタイルの変化

　一世帯の人員は1950年代は4.7人であったが，最近では2.5人前後となっていて，両親と子ども1人が標準となっている。急速に核家族化が進んでいるといえよう。これと同時に家族生活のスタイルにもいくつかの変化がみられる。その1つには父親の単身赴任によって父親不在の状況が起き，留守家族全体が何らかの影響をこうむることである。単身赴任では父親本人の健康管理，心理的ストレスも課題となる。さらに1986年に施行された**男女雇用機会均等法**が契機となって，女性の社会進出が高まり就業率も当時すでに48.7％を占め，そのうち主婦の労働率は52％に達している（2016年）。2018年は69.9％。このような女性の社会進出も家族のあり方に大きな影響を与えているといえる。

　父親は家にいないことが多くなり，母親も働きに出て家をあけ，一方子どもたちは「受験戦争」に追われ，学習塾通いの毎日といった三者三様の生活パターンが起こってくる。こうした家族生活のスタイルの変化は父親，母親のあり方，家庭内の道徳観，価値観，さらに子どもの教育の姿勢にいたるまでさまざまな問題を投げかけることになる。

2）離婚の増加

　離婚は戦後 1965 年頃より増加しはじめ，2005 年には 26 万 1929 件に及び，2016 年の統計ではかなり下降し 21 万 6798 件となっている。2016 年の結婚件数が 62 万 531 件であるから，3 組に 1 組が離婚していることになる。離婚の増加の結果，母子家庭，父子家庭などの**単親家族**が増加した。また結婚継続年数が長い中高年夫婦の離婚（熟年離婚）が目立つことも特徴である。離婚の増加は個人が帰属する家族集団や地域社会の崩壊，解体をきたし，人間関係の希薄化を招き，人の生活意識や価値観の多様化を促進させる結果となっている。

3）少子化傾向

　女性 1 人が生涯に出産する子どもの平均数である**合計特殊出産率**は 2017 年で 1.43 でありここ 3 年連続してわずかずつ減少している。これは 1950 年代の 3.65 に比べるとはるかに低い。ちなみに国の人口を維持できる出生率は 2.07 とされているので今後わが国の人口は減少に向かうことになる。

　少子化の原因には女性が安心して子どもを生み，育てていくための経済的，社会的環境が整わないことが大きい。女性の社会進出ともあいまって家庭と仕事との両立がしばしば困難となるからである。また「少なく生んで大事に育てる」といった育児に関する一般社会の考え方の変化によるところもあると思われる。一人ひとりの子どもを身体的，精神的，社会的に健康に育成することは，きわめて重要な課題でもある。

　一方，成人期に達しても親元を離れない，**パラサイトシングル**と呼ばれる現象が目立つようになっている。20 歳代後半で男子の 64％，女子の 56％が，また 30 歳代前半になっても男子の 45％，女子の 33％が親と同居しているとの数字がある。経済的，社会的，心理的に自立できないで親に依存しているわけであるが，このような現象も晩婚化の傾向を

うながし，少子化の原因ともなっている。

4）高齢社会の出現

老年期の精神保健的課題の項で述べたように，わが国は他国に類を見ない速さで高齢社会になっており，2016 年の平均寿命は男性 80.78 歳，女性 87.14 歳でいずれも過去最高を更新している（厚生労働省）。これは，がん，心疾患，脳血管疾患の三大疾患と肺炎の死亡率が全体的に低下したことによる。

急速な高齢社会の出現はわが国ではじめての経験であり，これに対してどのように立ち向かうかが大きな試練となっている。高齢の両親の介護は家族に重い負担となり，家族の介護疲れを促進する。高齢者の有病率は高く，これらの医療の問題もまた大きい。とくに高齢化に伴って急速に増加する**認知症**に対する施策は緊急の社会問題である。

また配偶者を失った，あるいはもともと独身で過ごしてきた**独居高齢者**を社会がどのように支えていくかの問題もある。高齢者の単独世帯は年々増加しており，東京都内の独り暮らしの老人の自宅での死亡例も 2015 年は 3,127 人であった。これは多くの高齢者が身近な問題と感じていることである。

一方，三世帯同居の高齢者の自殺率が高いという統計もあり，家族の精神保健を考えるとき，その間には多くの問題があることがうかがえる。

2．家族保健の課題

1）子育てストレス

現代の家庭が核家族化し，育児について相談する相手が身近にいないことや，夫の協力が十分に得られないこと，また育児書通りに完璧に育

児をしなければならないという責任感などがあいまって，子育ては育児に自信の持てない女性に対して大きな負担となっている。こうした母親は，社会から取り残されたような疎外感を持ち，不安，いらいら，不眠，抑うつなどのこころの不調をきたし，いわゆる**育児ノイローゼ**といわれる状態になる。孤独な子育ては乳幼児虐待にもつながる危険がある。また産後うつ病との関連についても注意する必要があり，放置すると自殺や母子心中の悲劇が起こりかねない。子育てのためのサポートシステム（家族の協力，コミュニティの支援ネットなど）が大切となる。

2）ドメステック・バイオレンス（DV）

ドメステック・バイオレンスとは配偶者や親密な関係にあった異性間の暴力を指す。ここでいう暴力とは経済的支配や身体的・精神的・性的暴力，さらに直接本人にあたるのではなく，物を壊すなどして威嚇する暴力も含んでいる。DVの被害者の大半（98％）は女性であるが，結婚女性の3.1〜4.6％が経験しているといわれている。慢性的に暴力が続くとおびえや無力感に支配されるようになり，身体表現性障害（心因性の歩行困難などの身体症状），うつ病，心的外傷後ストレス障害（PTSD）の発現がみられ，またDVを受けた経験がわが子への**幼児虐待**へと向かう危険もある。

DVの実態を明らかにするのは難しいが，2001年に**DV防止法**が制定されてから相談件数が増加し，2002年の35,900件から2018年には72,455件に達している。

3）家庭内暴力（ファミリー・バイオレンス）

中学，高校生（男子が主）による家族成員に対する暴力行為で1980年代よりみられるようになった。2017年に警察で取り扱ったものは2,996件で，暴力の対象としては母親が最も多い。不登校やその他の精

神疾患を伴うもの，母子関係に問題があるものなど原因はさまざまである。親や家族への反抗や暴力がたんに思春期，青年期における自立の過程だけでは説明できないこともあり，自力でコントロールができない場合には，**素行（行為）障害**などと診断されることがある。

　すでに述べてきたように，今後，わが国の社会においては高齢者が増加し，少子化ひいては生産人口の減少が予測される。高齢社会の進展や少子化傾向は家族機能の弱体化をきたし，家族の危機対応能力の低下を招く。核家族が現代家族の中心となっている状況では，両親と子ども，夫と妻という家族関係におけるこころの健康を増進するような「家族精神保健」の視点が大切になる。これによって潜在的家庭崩壊（子育てストレス，DV，家庭内暴力など）を予防する方策を早急に推進することが重要な課題となる。

2　学校と精神保健

1．学校の機能と学校が抱える問題

　子どもは学童期になると学校という小社会の中に入り，家庭とともに学校を生活の場とするようになる。そこでは，新しい友達や教師と出会い，学習や遊びなどに触れ何もかも今までとは違った生活を経験する。教育の目的は，成長過程にある一人ひとりの子どもが心身のバランスのとれた成長と人間的な発達をとげるようにすることである。子どもは，学校生活の中で学童期から思春期，青年期にいたる精神発達のそれぞれの時期における自己形成（自我同一性）や社会性を獲得し，同世代の友達との交流のあり方を学び，集団生活へ適応することによって，人とし

ての成長をとげていく。

学校における精神保健は，教育環境から生じる子どもの情緒や行動の問題を理解し，解決することによって，一人ひとりの子どもの能力を十分に発揮できるようにすることを目的としている。しかし近年，学校という集団生活に適応しにくい生徒が年々増加しつつあることも事実である。子どもの学校生活への不適応反応と思われる現象にはさまざまのものがあり，不登校，いじめ，学業不振，無気力，抑うつ状態，孤立，校内暴力，非行，自傷行為，自殺など多岐にわたっている。これらのうち主なものについて述べてみる。

1）不登校

不登校は病気などの理由がないのに1年間に30日以上学校を欠席したものをいうが，わが国では1960年代よりみられ，1970年代半ば頃より増加してきた。2016年の調査では国公私立小学生のうち3万448人，中学生のうち10万3,235人にみられているが，その後も小，中学生に合わせて13万人前後の数字が続いている（文部科学省）。不登校は，小学校低学年からすでにみられるが，年代によって多少そのニュアンスがことなる。

学校恐怖症（1940年代米国で始まる）は，学校へ行きたい気持ちはあるが，いざ学校へ行こうとすると不安感，恐怖感が出現して「学校へ行けない」もので，成績低下，友人との些細ないさかい，教師からの叱責などを契機として起こることが多い。この型は小学校低学年から中学校前半にかけての年代にみられる。

登校拒否は，授業内容がつまらない，教師の態度が気に入らない，学校へ行く意味が分からない，登校しても自分のいる場所がないなど，本人なりの理由をあげて登校に関して逃避的，拒否的な態度を取るもので，中学校後半から高校にかけての年代に多い。一般に高学年になるほ

ど自我同一性障害の形を取るものが目立ってくる。

不登校の背景 には，母親との分離不安（小学校低学年の場合），未熟なパーソナリティによる友達関係からの遊離（たとえばいじめによる），家庭内の不和，知的に境界領域であったり，学習困難のため学校での活動に参加できないものなどがある。このように不登校には交友関係，親子関係，学業不振など，本人，家庭，学校側それぞれに要因があり，種々の状態が含まれている。とくに思春期−青年期の例では不登校が統合失調症など精神疾患の前駆症状の場合があるので注意が必要である。

不登校の経過 はさまざまであるが，初期には朝の登校の時間になると腹痛，嘔吐，頭痛などの症状を訴えて休むことになるが，学校が終わるころの時間になると元気になり戸外で遊んだりする。不登校が長びくといらいら，不機嫌が強くなり家族（両親）に対し攻撃的となったり，ときには暴力を振ったりする。経過とともに次第にひきこもりの状態となって家から一歩も出なくなり，昼夜逆転の生活を送るようになることが多い。これまでは学校に戻すことが一番の対策であったが，最近教育機会確保法（2017）が施行されたこともあって，学校以外の学びの場所（フリースクール・遠隔教育）や居場所も選択肢の1つとして広がってきている。

2）校内暴力

不登校とならんで校内暴力も問題になる。校内暴力とは学校生活に起因する児童生徒の暴力行為のことを指しているが，暴力の対象は教師−生徒間のほか学校施設や設備などに対する器物損壊行為も含まれる。校内暴力は1980年代より目立ちはじめたが，2017年の統計では公立私立校で6万3,325件であり，中学校，高校，小学校の順に多い。

校内暴力の原因 には，生徒の挫折体験（成績不良，受験戦争からの

脱落）が背景にあり，教師間の連携のあり方，師弟間の心の絆の欠如，親を含めた周囲からの影響などが考えられる。

不登校や校内暴力の問題を考えるとき，現在の学校教育の場が，自我の発見をはじめ大切な人格育成への努力を放棄してただひたすらに受験勉強に駆り立てるという一面を持ち，子どものこころの健康な発達を阻害していることを忘れてはならない。

3）いじめ

学校の精神保健的問題の1つに1985年代より目立ってきたいじめがある。校内暴力で振るわれた教師への暴力が抑制された結果，暴力は次の被害者である弱い生徒に向けられるようになったといわれる。いじめが広がり，いじめを受けた生徒たちの不登校，自殺，心的外傷後ストレス障害などの事例がつぎつぎと明らかにされるにつれ，事態への対応が迫られるようになった。

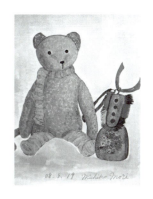

いじめとは「自分より弱い立場の者に対し，一方的に身体的，心理的な攻撃を継続的に加え，相手が深刻な苦痛を感じているもの」（文部科学省）をいう。2017年の統計によると，いじめの事例は公立私立校で414万378件であり，2017年文部科学省調査によると，小学校で31万7121件，中学校で8万424件，高校で1万4789件，特別支援学校2044件にいじめがみられたという。この多さの理由に，「けんか」やふざけ合いなどもいじめととらえ，早期に対処しているためとしている。

<u>いじめの方法</u>には「冷やかし・からかい」，「暴力を振るう」，「言葉での脅し」，「金品のたかり」，「ものを隠す」などがあり，さらに「仲間はずれ」や「集団による無視」，「パソコンやケータイでの中傷」など多

岐にわたっている。とくに近年はいじめが遊びの一環として日常的になり，内容も陰湿化，長期化，集団化する傾向があることが指摘されている。またいじめを正当化する手段として被害者の精神的・肉体的な特徴，個性，日常の言動などについての欠陥をあげ，それを矯正するためといった同意が加害者との間で取り交わされることもある。アスペルガー症候群などがいじめの対象になるのもこの理由からである。

　いじめについて最も大きな障害は早期発見が困難なことである。いじめの発見，対策としては，教員相互の連絡，親や地域社会の人びとの協力によるいじめの情報交換をはかることが大切であり，いじめが疑われた場合は問題を軽く見逃さず，被害者である子どもの話をじっくりと聞くことを優先すべきである。教師や学校当局の及び腰な対応がしばしばかえって事態を悪化させ，いじめを悪質化させることがある。被害者である子どもの話をよく聞き，心身の安全が保障されると，子どもは安心していじめの真相を親や必要な関係者に話すようになり，対策を立てやすくなる。

4）学級崩壊

　学童期の3〜5％にみられるという注意欠如・多動性障害（ADHD）は不注意，多動，衝動性を行動の特徴とするが，このような子どもや素行障害といわれる反抗的，攻撃的な行動パターンを示し社会的規範や規則を守れない子どもがいると，学級全体が騒然として落ち着かず授業を受けられるような環境ではなくなってしまう。極端な場合は学級崩壊といわれるような状況が起こることになる。

5）子どもの自殺

　わが国の自殺者を年齢層からみると20歳代に1つのピークをもっているのが特徴である。しかし，小・中学生による自殺も決して少なくな

いことは注目される。

子どもの自殺の動機 としては児童期では親や教師など周囲から叱責が直接の契機となっていることが多いが，思春期になると家庭の事情，学業をめぐる問題，進学問題などが動機となり，さらに思春期後半には異性問題が直接の動機となることもある。また，いじめによるものも少なくない。さらに最近は子どものうつ病との関係も注目されている。自殺生徒の家庭では親子の情緒的交流が乏しく，家族関係が不安定で，疎外感が家族を支配していることが多い。また両親の離婚などによる家庭の崩壊も要因となる。

2. 学校精神保健の課題

1) スクールカウンセラーの役割

学校精神保健では，一人ひとりの生徒の健全な精神発達をめざし，こころの不健康の予防，こころの病の早期発見と早期治療，復学後の対策が重要である。学校教育をうける期間は子どもにとって心身ともに成長発達をとげる時期であって，こころの健康を保つためには，身体も健康でなければならない。このような観点から学校と家庭生活との両面から子どもの成熟を見守るように努めることが大切である。

学校において精神健康管理を担当する職種には**養護教諭，学校看護師，精神科医**などのほかに**臨床心理士**もスクールカウンセラーとして2001年より配置されるようになった（こころの相談室）。

スクールカウンセラーの主な職務 は児童生徒へのカウンセリング，教職員や保護者へのコンサルテーションなどである。これらのスタッフは学校生活全体において精神保健（メンタルヘルス）という視点を導入して，健康診断や健康調査あるいは健康相談などを通して積極的にその役割に取り組む必要がある。不特定な訴えでしばしば保健室を訪れる生

96　第5章　生活の場とこころの働き

徒，休養ベッドの常用者，長期欠席者，遅刻や早退を繰り返す生徒のなかから指導を必要とする子どもを発見し，担任教師や父兄との連絡，専門医への橋渡し，さらにその後の継続観察を行っていけるようにする。

　また，生徒に対してはその年齢に応じた**精神保健に関する正しい知識の啓発**に心を配ることも大事な役割である。地域の学校と関連諸機関が連携したサポート作り（スクリーニングサポートシステム）などもすすめる必要がある。すでに述べたようにわが国では他の先進国とくらべ，中学校，高校時代の教科の中に精神保健に関する授業，あるいはこころの病（精神疾患）について正しい知識を与える授業が少なかったが，今回学習指導要領改正によって高校生に対し「精神疾患の予防と回復」の一項が入ることになった（2018）。

2）教師のメンタルヘルス

　最近こころの不調を訴えて病気休職する教師の数が増え続けている。2003年の統計では教師の長期病欠者6,017人中3,195人が精神疾患によるとされている。その後2009年文部科学省のまとめでは精神疾患による病欠者は全国で5,458人で，10年前の3倍になっている。その 原因 の多くは職場内のストレス，とくに生徒指導，同僚・管理職との関係，保護者対応など対人関係によるものである。このような教師の中には休養後に復帰しても再び症状がぶり返し再休職となる例がかなり多いことも問題である。

　現実に学校教師は暴力やいやがらせを行う生徒たち，校長の視線など学校の管理的雰囲気，地域住民や保護者の多様化する要望やときに寛容さを失った攻撃的態度などにさらされている。また長時間労働，複雑化する生徒指導さらにパソコンを使った孤立した仕事が増え，教師同士のコミュニケーションが失われバラバラになった状況が教師本人に徒労感のみを感じさせるようになり，仕事の充実感や教師としての希望が失わ

れてしまう。このような教職へのトラウマが本人に不安，抑うつ，心身の不調などの症状を引き起こす原因となっていると思われる。職場環境の改善について包括的な対応が求められる。

③ 職場と精神保健

1. 職場をめぐる問題

　職場は，学校生活を終えた多くの人びとがその後の人生を過ごす時間的に最も長い生活空間である。個人にとって職業をもつことにはさまざまな意味がある。第一にそれは，働くことによって自分を含めた家族の安定した生活の維持と，より豊かな生活を送るための基盤をつくることである。また自分自身にとっても職場での役割を果たすなかで仕事への充実感を得ることができれば生き甲斐につながることになる。そして職場での複雑な人間関係に適応しながら生活していくことは社会人としての成長にもつながることである。

　職場でよい仕事をし成果をあげるためには，働く人が身体的に健康であるとともに精神的にも健康であって，職場でのさまざまな環境因子に対し，健全な適応を果たすことが必要である。**職場の環境因子**には，温度，湿度，換気，採光，騒音，汚染などの物理的条件のほか，勤務体制と労働条件，経済的な問題，さらに上司，同僚，部下との間の人間関係などがある。このうちこころの健康に影響するものとして人間関係が非常に大きい。厚生労働省健康調査（2016）によると働く人たちの中に不安，ストレスの訴えが58.3％にみられ，そのうち職場の人間関係によるものが30.6％，仕事の質・量に関するものが62.6％と多く，その他適性，給与・昇進，定年後の心配，雇用の安定性などであった。しかし時

代とともにその内容は当然変化すると思われる。

　精神保健の上で問題となるのは，いわゆる職場不適応（適応障害）を起こした場合である。**職場不適応**とは働く人がその職場にうまく適応できず，職場での日常をストレスと感じ，苦痛となり，正常な働きを継続することができなくなった状態である。職場不適応の状態は，職場の側からみると，作業能率の低下，ミスの増加，事故の頻発，遅刻・早退や頻回の欠勤，勤労意欲の減退，対人関係のトラブル，疾病多発，アルコール乱用や賭け事などの問題行動となって現れる。従来から事故多発，無断欠勤，アルコール乱用を職場不適応の三徴候と呼んでいる。

　一方，働く者の側からみると強い不適応感，つまり自己不全感，抑うつ感，挫折感，フラストレーション（不平不満），過度の不安・緊張感，易疲労感，意欲減退などこころの不調，不健康に悩むことになる。これらの徴候は単独で現れることは少なく，多くの場合は頭痛，頭重，めまい，耳鳴り，不眠，全身倦怠感などの身体症状を伴っている。このような症状の背景に疎外感，見捨てられた感覚，職場が冷たく支援体制がないという感じを味わっていることが多い。

　<u>職場不適応の原因</u>には個人の持つ問題と職場の条件による問題とがあり，個人のパーソナリティや価値観，自己実現できる可能性と職場の環境との不一致が職場不適応として現れるといってよい。いうまでもなくその不適応状態を自らの力で克服することができる場合には医療の対象とはならない。

　以下に職場の精神保健を考える上で重要となる精神疾患や状態像を挙げてみる。

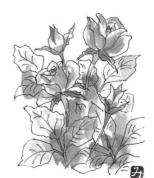

1）うつ病

　過労や職場の人間関係，仕事上の失敗，

職場環境の変化（異動，配置転換）などが契機となって起こることが多いが，長引く不況やリストラなども誘因となる。職場でみられるうつ病も多くは一般にみられるうつ病と本質的に異なる面を持っているわけではないが，治療にさいして職場という環境を十分に考慮に入れて対処することが必要になる。職場におけるうつ病は1998年以降，わが国における**自殺者の増加**（とくに働き盛りの40〜50歳の年代）の要因となっていることが指摘されている。

　近年，20〜30代の若い人たちの間に従来の典型的なうつ病とは異なり，性格的にも自己への愛着が強く，万能感を持ち，他罰的で，職場に適応しようとするとうつ状態を呈するが，私生活では普通の活動が出来るといったようないわゆる**現代型うつ病**と呼ばれるタイプのものが多くみられるようになり，職場不適応の代表的なケースになっている。これらのうつ病は実際にはいろいろな病因のものを含んでおり，症状的にもニュアンスの違いはあるがこのような例では一般にこれまでのうつ病治療の原則であった服薬と休養のみでは回復せず，職場での条件や環境の整備，さらに本人の職場での成長支援などが必要となる。

2）心身症

　心身症は**ストレス関連疾患**の代表的なもので，ストレスが蓄積する状況と関連して一定のパターンの身体症状が出現したり，悪化したりするものである。

　日常よくみられるものに腹痛を伴う下痢や便秘を繰り返す**過敏性腸症候群**（IBS）があるが，これは飲酒や不規則な生活，心身の緊張などで増悪しやすく，症状が重い場合には止痢薬や下剤を乱用したり，トイレに行きにくい状況（乗り物や長時間の授業など）を回避するようになったりして，出社不能などの問題が起こる。

　また，消化性潰瘍（胃・十二指腸潰瘍，ストレス潰瘍），緊張性頭痛

100 第5章 生活の場とこころの働き

や片頭痛，過換気症候群，気管支喘息，本態性高血圧なども職場でのストレスが大きく影響することが多い。

治療

　身体症状（身体疾患）に対する対症的療法と各種の心身医学的治療（分析的精神療法，催眠療法，自律訓練，認知行動療法，認知療法，交流分析，バイオフィードバックなど）が用いられる。

　心身症では症状が軽快，改善しても同じようなストレスによって症状が再発しやすいので，生活指導や精神療法などを通して十分なケアを続けることが必要である。

3）過労死

　過労死という言葉は1980年代前半につくられたが，職場において仕事の効率をあげることのみをはかって，人員を増すことをしないと1人あたりの業務量が増大し，長時間労働となり，その結果として健康障害をきたし，うつ病や心身症，不整脈などがみられるようになる。**過労自殺**の原因の大半はうつ病であるが，過労状態から直接自殺をはかるわけではなく，過労からうつ病を発症し，うつ病が重症となって自殺が起こると考えられる。

　労災認定（企業の安全配置義務違反）では6か月にさかのぼってこれらの心理的負荷を認定することになっているが，認定基準では発症前から1か月間におおむね100時間または2〜6か月にわたり1か月80時間をこえる時間外労働があった場合に発症することが多いとされている。100時間を超えると医師による面接が必要となる（**改正労働安全衛生法** 2013）。ちなみに2017年の労災請求は840件で，その内認定されたものは253件である（50代97件，40代97件，60代32件が多い。）また，時間外労働時間別支給率決定件数は，「評価期間1か月」では「100時間以上〜120時間未満」42件が最も多く，「評価期間2〜6か

月における 1 か月平均では「80 時間以上～100 時間未満」96 件が最も多い。

4）燃えつき症候群

　燃えつき症候群（バーンアウト症候群）は 1970 年代に米国で提唱された概念で，奉仕や援助など対人専門の職種（医師，看護師，教師，福祉職など）に多いが，他の職種でもみられる。本来，多忙な業務を長期間にわたって行ったことで生じる感情的に疲弊した状態で，ある日突然仕事や出社ができなくなる。

　症状 としては，いらいら，抑うつ，対人関係や満足度の変化，心身の疲労，仕事への嫌悪感などが起こる。背景には仕事にのめり込んでしまうことや，それにもかかわらず達成感のなさ，上手にストレスを発散できないことなどがあると考えられる。

5）テクノストレス

　テクノストレス（テクノ恐怖症）は IT 時代を迎え，最近のコンピュータ・テクノロジーについていけない中高年層にみられる状態で，パソコン操作に対して強い不安感を抱き，パソコン操作を必要とする業務がこなせなくなるので，必然的に職場で孤立するようになり，ついには出社できなくなる。

　症状 としては不安，恐怖，抑うつ，頭痛，眼痛などがみられる。新しい事態に対して柔軟に考えたり，行動できない性格であることなども原因の 1 つとなる。

　一方，若い人たちの間では**テクノ依存症（ネット依存症）**がみられている。この場合は生身の人間関係よりもコンピューターとの接触が日常となるので，コンピューターがなかったり，コンピューターを用いる仕事がないと不安になり落ち着かなくなる。最近はインターネットの世界

で過ごす時間が長いので，その結果睡眠時間が減少し，遅刻や欠勤など
が多くなり，仕事に影響を及ぼすこともある。また，現実の対人関係，
コミュニケーションの経験が乏しくなり，職場での人間関係に問題を起
こす例がみられる。

2．職場精神保健の課題

　職場の精神保健は近年非常に悪化していて，典型的には過労自殺にみ
られるように職場においてこころの不健康，こころの病気にかかる人が
年々増えており，とくにうつ病の増加が目立っている。労働省（現厚生
労働省）は「こころの健康づくりの指針」（2000）を発表しているが，
これによると**職場の精神保健のシステム**として次の４つのものが挙げら
れている。

① 労働者自身によるセルフケア

② ラインによるケア（職場の上司，保健衛生管理者などマネー
ジャーによるケア）

③ 事業場内保健スタッフによるケア（産業医，産業保健師，カウン
セラー，ケースワーカー，衛生管理者など産業保健専門職による
ケア）

④ 事業場外資源によるケア（主治医，医療機関その他事業場外の専
門機関によるケア）

　このようなシステムに沿って職場内におけるこころの不健康者を早期
に発見し，必要に応じて医療ルート（精神科，心療内科など）にのせて
早期治療を行えるようにする。また**長期休暇の要否**と復職時の判定を行
う（精神疾患の場合は100％回復とまで行かない事例もある）。このよ
うにして，職場の精神保健は，こころの不健康（精神疾患）の予防——
スクリーニング——早期受診——休職中の支援——復職の判定——復職

後のケアと一貫した体制が築かれていることが必要である。最近，復職にあたっての訓練（**リワーク**）がそれぞれの企業や医療施設で体系的に行われるようになっている。

　また職員に対する教育と啓発も重要で，とくに職場の管理者，上司に対する精神保健の教育により，精神疾患やストレス対策などについての理解と行動とを深めるようにする。職場の精神保健を考えるとき，働く者一人ひとりがこころの健康に関する知識を活用し，自分の健康を守ると同時に，仲間の健康をも増進できるような環境，また職場管理においてもあらゆる面でこころの健康の促進を考えた配慮が望ましい。

　人が就職してから退職にいたるまでの職業生活を営んでいく間には，仕事の内容，労働条件，労働環境，企業内での地位や立場などが変化する。またそれと同時に加齢に伴う身体的変化が起こり，家庭生活においても，親から独立し，家庭を建設し，子どもを育てるなどの状況がおこる。したがって，これら人びとのもつ生活構造の複雑さをとらえた上で，職場の精神保健対策にかかわる各ラインのスタッフが連携をとり，多方面からアプローチをしていくことが肝要である。

　なお，職場における心理的負担の程度を把握するための検査およびその後の面接指導（ストレスチェック制度）が労働安全衛生法改正にもとづき 2015 年から施行されている。

4　地域社会と精神保健

1．地域社会をめぐる問題

　人は社会という集団の中に生まれ，育ち，学び，働き，家庭を築き，さらに何らかの形で社会に貢献しながら生活をしている。地域社会の中

には，生後間もない子どもから老人にいたるまで，あらゆる年齢層のまたさまざまな健康レベルにある人びとがいる。それらの人びとは多くは家庭という単位集団に属し，さらに学齢期であれば学校と家庭を，また職業をもっている人は職場と家庭を生活の場として日々を過ごしている。それぞれの集団がよいこころの健康の状態にあることは地域社会全体のこころの健康の水準を保つために大切な基盤になるのである。

しかし，人が生活していく上で切りはなして考えられないものに社会情勢がある。近年のわが国では高度経済成長の波に乗って，豊かさや便利さが追及されてきたが，その中で都市への人口の集中，農村部の過疎化，核家族化，高齢化，少子化など地域社会の構造は変わりつつある。古くからの地域共同体は崩壊に向かい，次々と新たな社会問題が発生している。生活は物資面では豊かになり，科学の進歩によって生活そのものが便利になってきたことは事実であるが，その反面，こころの豊かさを保ち，こころの健康を維持することを困難にするさまざま環境の変化が起こっていることも見逃せない。

このような現代において，精神保健上にさまざまな問題が起こっている。例えば青少年の非行，アルコールや薬物の乱用，さらに高齢者の社会的孤立，在宅精神障害者の増加などがある。またグローバルな視点からみれば自然災害（震災，洪水）や人為災害（戦争，テロリズム，犯罪，事故）などがあり，それに関連して災害者の精神保健（心的外傷後ストレス障害）や災害支援者の精神保健の問題などもある。これらの問題に対処するためには個人レベルだけではなく，地域ぐるみでの予防策が必要である。とくに精神障害者では社会生活での不適応それ自体が症状であり，回復の過程においては，それぞれの当事者が病院と地域との連携のなかで適応能力を取り戻していくようにすることが望ましい。

また，種々の社会現象が家庭・学校・職場の崩壊をきたすことがないように積極的な地域作りによってこころの健康の維持をはかることが大

切であり，**地域精神保健**の重要性もここにあるといえる。一人ひとりが地域の健康問題に関心を示し，市民としての責任を果たすと同時に連帯の輪を地域の中に広めていくことが大切である。

2．地域精神保健の課題

1）地域精神保健からみた精神疾患の予防

地域精神保健の重要な目的は，精神疾患の発生予防を図ることであるが，これに対しては一般に3つの段階が考えられている（G.カプラン）。

a．一次予防

一次予防とは一定の人口内の**精神疾患の発生率を減少**させることであるが，そのためには精神疾患についての市民教育や情報提供，さらにそのための環境整備などが必要である。有害な外的環境条件をなくすことによって，地域内の人びとの健康水準を高め，精神疾患の発生率を下げる。つまり精神疾患の発生原因を予防することであり，一般の人びとのこころの健康の保持，増進とも関係が深い。

b．二次予防

二次予防とは精神障害者の**早期発見**と**早期治療**のことであるが，このためには精神疾患に対する知識と啓発が大切である。とくに近年早期の精神病状態や**発病危険精神状態**（ARMS）に関する研究が進み，より早期の介入が試みられるようになってきている。また，発病から治療開始までの期間〔**精神病未治療期間**（DUP）〕の長さはその後の疾患の予後（機能障害や精神症状の重篤さ）と関係が深いことも明らかにされているので，二次予防のもつ意義はいっそう大きくなることが期待され

106 第5章 生活の場とこころの働き

る。

c. 三次予防

　三次予防は精神障害者に対する**リハビリテーション活動**と**再発予防**のことである。現在，精神科関連施設に入院中の精神障害者は約28万人（2015年）であるが，近年の精神科医療の流れは入院治療から地域での治療へと移っており，地域での受け皿を含め社会復帰のシステムの構築，生活支援，就労援助さらにマンパワーや家族を含めた地域の人びとの理解と協力が必要となる。すなわち，障害を持った人に対しその障害を軽減するサービスを行い，再発を防止し，地域での普通の生活ができるようにすることである。

　この活動の1つとして，医師，看護師，精神保健福祉士，臨床心理士，作業療法士などからなる多職種チームによる**アウトリーチ（訪問型）サービス**が望ましい。これによって病気だけでなく生活相談なども含めた包括的なサービスが当事者や家族の下に届くことになる。また治療中断の発生などを予防することができる。

2）地域精神医療・保健・福祉のシステム作り

　地域の精神保健活動は，主に保健所，精神保健福祉センターを中核にして病院，診療所などの医療機関，福祉事務所など役所関係，児童相談所などの社会福祉機関，学校などの教育機関の連携のもとに行われている。

　このうち**保健所**は一般住民の身近かにあって地域における精神保健活動の第一線機関である。保健所の主な業務には，①所轄管内の精神保健福祉に関する実態の把握，②精神保健相談，③訪問指導，④患者家族などの活動に対する助言・援助・指導，⑤教育，広報活動および協力組織の育成，⑥関係諸機関との連携，⑦医療・保護に関する業務，⑧社会復

帰および自立への支援などがある。

また**精神保健福祉センター**は保健所を中心とする地域精神活動を都道府県レベルで技術的な面から指導，援助するもので，精神保健に関する総合技術センターといえる。主な業務として，①保健所および精神保健関係諸機関に対する技術指導・援助，②保健所および精神保健関係諸機関の職員に対する教育研修，③精神保健に関する広報普及，④調査研究，⑤精神保健福祉相談（複雑または困難なもの），⑥協力組織の育成などがある。

このように地域精神保健対策としては保健所や精神保健福祉センターを行政の中心として，市町村レベルでの保健，福祉業務を支援する態勢がとられている。精神障害者への**居宅生活支援**としては居宅介護（ホームヘルプサービス），短期入所（ショートスティ），地域生活援助（グループホーム）などの各種事業がある。在宅認知症高齢者や精神障害者に対する訪問看護やホームヘルパー派遣，デイサービスなどもその一環である。

重要なことは精神保健の理念が，**人権**と**ノーマライゼーション**（偏見除去，バリアフリー，QOL の向上）にあり，障害者の人権が保障され，地域の中で生活しながら必要な援助を受けることができるシステムを構築することであり，このことを一般の人びとにも教育し啓発していくことが大切である。

3）社会的支援ネットワーク

精神保健の重要な部分が疾病の予防にあることはいうまでもないが，病気とまではいえないこころの不健康や社会病理現象が大きく広がってきていることも事実である。これらの問題はある意味で**こころの危機**のサインとしてとらえることができ，人の生涯のなかで遭遇するさまざまな危機，悩みを克服しようとしている姿，あるいはそれに失敗した姿で

あると考えることもできる。したがってこれらの問題への対策は，危機的状況をいかにして見つけ，援助していくかということになる。こころの危機はそれを通して本人が成長するという一面もあり，人生の節目にある成長の危機を乗り越えていけるように自我を強化する教育が必要である。また危機にある人を支え援助できる人，つまり**キーパーソン**と呼ばれる立場の人を養成することも大切になる。

　社会支援のネットワークには具体的，手段的なものと，精神的，情緒的なものとがあるが，ここではセルフヘルプグループと危機介入について述べる。なお，心的外傷後ストレス障害について付言しておく。

a. セルフヘルプグループ

　本人やキーパーソンを支えることが1対1の援助であるとすれば，セルフヘルプグループは集団・仲間による支えといえる。こころの病気にしろ，こころの危機といわれる状態にしろ，本人は社会から孤立し，準拠する集団から抜け落ちてしまうことが多い。そこで同じ悩みを持った人たちが，相互に情報を交換し，支え合うのが**セルフヘルプグループ**（自助組織）である。

　アルコール依存症者の"断酒会"や"アルコール患者匿名会（AA）"，森田療法を自分たちで勉強して神経症を克服しようという"生活の発見会"，"NABA（拒食過食者の会）"などさまざまなグループがこのような活動をしている。またキーパーソンとしての患者家族の活動もさまざまな領域で全国的に広がっている。これらのセルフヘルプグループでは，そこに参加することによって「悩んでいるのは自分だけではない」という安心感や，問題解決への情報を得るとともに，他人を援助することを通して自分自身が強化されていくという体験を持つことができる。

b．危機介入

危機介入は危機的状況にある人にタイミングよく集中的な援助活動を行うことである。こころの危機にある人が直接援助を求めてくる場合には各種の相談機関や精神科関係の診療所などの専門的施設がある。大学には保健管理センターがあり，小・中学校，高校には保健室があり，スクールカウンセラーが相談にのってくれる。いずれにしても地域毎に身近な施設，システムが必要である。しかし，こころの問題は本人が直接相談に行きにくい面もあるので，電話相談がこれらの危機に最初に対応することになる場合も多い。

電話相談では自殺予防を目的にして誕生したものに「いのちの電話」がある。これは1953年にロンドンで誕生し，1971年東京でも開設された。全国で50の電話センターがあり，6,500人を超える相談員が無償のボランティアとして相談を受けている。365日24時間無休体制で，年間約65万件の相談がある（2017）。そのうち約10％7万件が自殺についての相談であるという。また同センターは自殺以外のこころの危機にも広く対応している。最近インターネットによる相談も開始された。

c．心的外傷後ストレス障害（PTSD：Post-Traumatic Stress Disorder）

戦争，自然災害，事故，犯罪，虐待，レイプなど生命に危険が及ぶような出来事を体験した後にみられる状態で，出来事から4週以上経ってあらわれるものをいう。

PTSDの典型的な症状は再体験，回避，過覚醒である。再体験とは外傷的出来事の記憶が生々しい感覚や著しい苦痛を伴ってよみがえるもの（侵入的回想，フラッシュバックという）で，悪夢の形で繰り返されることもある。回避はその出来事と関連した場所や話題を避ける行動で，日常生活を困難にしやすい。過覚醒は危険の可能性に対して過度の

警戒感をもったり，小さな刺激に対しても驚愕反応を起こす。そのほか無感覚，無感情，抑うつ，不安，不眠なども伴うことがある。

　経過は動揺するが多くの例では回復する。ただし，一部は慢性に移行し持続的なパーソナリティ障害を残すことがあるといわれている。

　また，PTSD と同じような症状が，自分自身は生命の危険に遭遇したわけではないのに事件を目撃し傷ついた人びとを助けようとして救援活動に当たった警察・消防隊員や治療者・看護者などにも引き起こされることがある。**二次的 PTSD** といわれる。

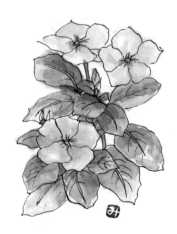

ストレスとこころの危機

1　こころの危機的状況

　こころの危機的状況とは個人が心理的危機感に圧倒されている状況を指し，「それから逃げることもできず，それまで使いなれた問題解決手段によっても解決できず，心理的均衡を失った状態（G. カプラン）」である。しかし，この状況は第三者が客観的にみた危機の程度とは必ずしも一致しない。ある状況がその個人にとって，どの程度危機的な意味を持つかについては具体的・外的状況だけではなく，それを受けとる側の問題も絡んでおり，両者の相互関係を知ることで初めて理解することができる。受けとる側の問題としては，個人の性格傾向や価値観，要求水準の高低といった要因が考えられる。

　また，こころの危機は一方では不健康の始まりであり，ストレスに対して脆弱性をもった個体が閾値をこえるストレスを受けることによってこころの不調やさまざまな精神疾患へと発展する可能性をもつが，他方では精神的成長や自己実現というよりよい変化へのチャンスととらえることもできる。危機をどう避けるかも大切であるが，危機に対しどう取り組み，どう乗り越えて人間的成長を果たすのかという視点も忘れては

112 第6章 ストレスとこころの危機

ならないのである。

② 危機の種類

　G. カプランによると危機の種類には個人の内部的成長に伴って生じてくるものと，外部的環境が原因となるものとがあるといわれる。

　内部的成長によって生ずる危機は**発達的（成熟に伴う）危機**であり，人生の節目である離乳，就学，結婚，出産，就職，定年など個人が大きく成長あるいは変化しなければならない時期に起こりやすい。したがってこの種の危機は程度の差こそあれ，精神的発達の観点からすればある種の必然性をもっており，むしろ個人がなんらかの危機を経験せず過ごしてきたということは必ずしもよいこととは限らない。本来あるべき程度の危機すらなかったこと自体が子どもの自我の弱さや自立の不十分さをもたらすことはよく知られているとおりである。

　外部的環境が原因となる危機は**状況的危機**であり，個人の生活環境の変化（貧困，家庭内不和など）や偶発的危機（災害，事故，突然の病気，失業，家族との別離など）がある。

　T. H. ホームズと R. H. レイは個人にとってストレスとなるような生活状態を調査し，これを計量化し，それぞれの生活上の出来事のストレス値を「生活変化単位」で表した。ホームズたちの生活出来事質問表をもとに米国人，ヨーロッパ人，日本人について調査した C. スピルバーガーの結果を**表8**に示す。外面的には同じような出来事が個々人にとって必ずしも同程度のストレスや危機をもたらすとは限らないが，さまざまな生活上の出来事が一般的にどの程度のストレス源となっているかを知ることができる。

　なお，R. S. ラザルスは人生上の**出来事的ストレス**として配偶者との

表8　人生のストレスの多い出来事の評価

出来事	アメリカ人	ヨーロッパ人	日本人
配偶者の死	100	66	108
離婚	73	54	63
配偶者との別居	65	49	46
懲役	63	57	72
肉親の死	63	31	57
けがや病気	53	39	54
結婚	50	50	50
仕事をクビになる	47	37	37
配偶者との和解	45	40	27
退職	45	31	29
家族の健康状態の変化	44	30	33
妊娠	40	43	27
性的な問題	39	32	31
家族がふえる	39	34	18
仕事上の大きな再調整	39	34	28

(C. スピルバーガー，1983)

死別，離婚，失業，災害，子どもの死などを挙げており，一方日常的ストレスとして長期拘束（強制キャンプ，人質），子どもの重症身体疾患，性的虐待，夫婦間の不和，上司とのトラブル，仕事の不満などを挙げている。実際にストレスのない生活は考え難く，昔は食物や暑さ，寒さが日常的なストレスであったと思われるし，現代では心理社会的ストレス，たとえば青年期の進路，職場での対人関係などが日常的なストレスになっているといえよう。

③　危機的状況に対するこころの反応

1．一般的反応

　危機的状況に対するこころの反応としてまずあらわれるものに欲求不満と葛藤とがある。欲求不満も葛藤も個体にとっては苦痛や不快感，緊

114　第6章　ストレスとこころの危機

張感を伴うものである。また欲求不満も葛藤もときに無意識裡に起こ
り，人はそれを全く意識していないか，あるいは部分的にだけ意識して
いる場合などがある。

①　欲求不満

　欲求不満とはある要求の充足が現実的に，あるいは可能性として
阻止されたと感じたときに起こる心理的反応である。この言葉は
S.フロイトが精神分析学上の概念として用いたのが最初といわれ
るが，その後広く心理学一般の用語として使われるようになった。
欲求不満にはたんに要求の充足が阻害されたことを感じる受動的な
ものと，自己の安定感の危機をも感じる能動的なものとがある。

②　葛藤

　葛藤とは対立する2つあるいはそれ以上の動機や要求が個体内に
存在し，その二者択一の決定が困難となっている状況をいう。対立
する2つの動機のうち1つを選択し決定するのが意志的行為とすれ
ば，意志的行為にはある程度の葛藤が伴うが，真の意味での葛藤は
選択が困難であるか，または不可能な場合にのみ起こる。

2．防衛機制

　日常個体を取りまく環境には自然環境だけではなく，社会環境や内的
な心理環境も含まれる。社会環境や心理環境に対する適応は現実的，合
目的に処理できるものばかりではなく，直面している問題が困難だった
り，個人の処理能力が乏しい場合には現実的，合目的な課題処理が行わ
れず，欲求不満や葛藤が残る。こうした状態が続くと，個体は心的エネ
ルギーを消耗し，さらに深い危機に陥ることになる。

3　危機的状況に対するこころの反応　*115*

　このような危機を防ぐために働くのが防衛機制（**適応機制**ともいう）である。防衛機制という考え方は精神分析学の創始者 S. フロイトによって作り出されたもので，欲求不満や葛藤から起こる不安を解消し自我のまとまりと維持をはかる（危機に適応した行動をとる）ためのこころの働きである。この過程は無意識のうちに働いているのが特徴で，本人も自分が行っている防衛機制の動機に気づかないことが多い。

　主な防衛機制の種類をあげてみると次のようである。

① **抑圧**……本人の意識に受け入れ難い感情や欲求，記憶などを無意識のなかに押し込め，再び意識にのぼらせないようにする機制である。この抑圧されたものを**コンプレックス**（complex）と呼ぶ。フロイトによって最初に明らかにされた基本的な防衛機制といわれる。

② **否認**……外界からの現実（不快，不安，恐怖）に目をつぶり，認めようとしないこと。認めることによって罪悪感を生じ自己統制ができなくなるためである。

③ **投影**（投射）……自分のなかにある認めたくない感情や欲求を他人に属するものとみなし，それを非難することによって自分を守る心理機制である。

④ **取り入れ**……外的な対象（例えば親や教師）の態度や行動を自分自身のものとして取り入れるようになる機制をいう。

⑤ **同一視**（同一化）……取り入れよりもさらにすすんで相手と自分とを同一とみなす機制で，自我同一性の形成と密接な関わりをもつといわれる。幼児が両親の行動を模倣し，見習い，両親と自分とを同一視することなどが典型的な例である。

⑥ **置き換え**……ある感情や欲求を本来向けられるべき対象と違ってより受け入れやすい対象に移し換えること。これによって

代理満足を得る機制である。

⑦ **反動形成**……本来の感情や欲求をむしろ正反対の形で表現することで，例えば好意を持っている相手にわざと冷たく関心のないふりをするなど。本人は意識していないが，周囲はその態度にどこか不自然さ，ぎこちなさを感じていることが多い。

⑧ **分離**……他人に対する感情のうち受け入れがたいもの（敵意，憎悪）を別の人や象徴的な対象に向けるもので，関連を絶つことによって危険を回避する機制である。

⑨ **取り消し**……罪悪感を生じるような行為をしたあとで，それを打ち消すような行動を取ることによって罪悪感から自己を守ろうとする機制で，以前の行為のうめ合わせ，償い，あるいは元どおりにする意図とみられる。

⑩ **合理化（理由づけ）**……もっともらしい理屈をつけて，自分の行為の真の動機を隠蔽しようとするもので，仕事上の失敗を自分の病気や家族の事情のせいにしたりするなどがこの機制にあたる。

⑪ **昇華**……抑圧された感情や欲求を社会文化的な仕事（学問，芸術，スポーツ）に移しかえる機制である。社会的に好ましい形で表現された「健康な防衛」といわれる。

⑫ **逃避**……不安を避けようとする消極的な防衛機制で，たとえば現実からの逃避は「空想への逃避」の形をとり，「病への逃避」は身体症状を現すことによって現実の困難な状況をさける形をとる。

⑬ **退行**……適応困難な状況に直面した時，幼児期の発達段階にまでもどる機制で，小児的態度（指しゃぶり，夜尿など）がみられるようになる。

4 ストレスと対処行動

　対処行動（コーピング）とは，ストレスの多い問題や状況の下にあって，普段のやり方では乗りこえられないようなとき，自分の考えや行動を変化させることによってストレスに対応することである。防衛機制とことなり原則として意識的に行われる。コーピングは人的・物理的環境や本人の健康状態，物事への対処能力などによって影響される。前向きな信念，問題解決のためのスキル，知識，能力，あるいは他者から協力を得られることなどがコーピングの能力を高める。また個人の対処能力の向上には家庭，職場，地域といった「場」のサポート（何でも話せる相談相手，専門家）もふくまれる。社会的ネットワークやソーシャルサポートにはストレス緩衝作用がある。

　米国の心理学者 R. S. ラザルス（1980）によるとコーピングには問題志向型と情緒志向型の 2 種類がある。

① 問題志向型コーピング

　　積極的に解決に向けて対処する方法で，例えば状況を変化させる，問題を明確にする，別の解決法を見つけて評価してみる。最も適した方法を実行してみる。さらに自分の行動や認知の仕方を変えてみるなどがこれにあたる。

② 情緒志向型コーピング

　　情緒的反応（不安，悲しみ，怒り，不満）をコントロールすることによるストレス解消法で，本質的な解決にはならないが，気持ちを変えてストレスを発散し苦痛を軽減する，ストレスになる要因をさけたり，気にしないようにする，さらに自分の感情とどう向き合うか，マイナス感情をいかに和らげるかなどがこれにあたる。

　　ストレスをためやすいタイプとしては過剰適応タイプ（気配りを

118　第6章　ストレスとこころの危機

しすぎる人），燃えつきタイプ（ひとりで孤独な人），自信欠乏タイプ（劣等感を持ちやすい人）などがある。また体系的なコーピングの方法には認知行動療法，リラクゼーション（弛緩法），自律訓練，バイオフィードバックなどがある。

5 レジリエンス

　レジリエンス（resilience）とはある衝撃が加わったとき，それを跳ね返す力，回復力を表す概念で，本来は物理学でいう弾性にあたるものであるが，近年この概念を精神医学・心理学の領域にも広げて，疾患やストレスに対して個人が本来持っている抵抗力あるいは自然治癒力を意味するものとして用いられている。疾患あるいはストレスへの対処にはこの力（レジリエンス）を引き出し，高めることが重要である。

　精神保健の領域では，こころの病や不健康あるいは心的外傷体験を負った人びとに対して本人のレジリエンスを高め，主体性を取り戻すような治療手段や援助（これをエンパワーメントという）が望ましい。これらの人びとにとって真のレジリエンスは本人がよい体験，成功体験を1つずつ積み重ねることによって高められる。すなわち，社会生活の中で有意義な役割を果たすことによって自己の可能性と能力とを感じ取ることである。こころの病に対するさまざまなリハビリテーションでも共通したゴールは自己効力感をどうやって高めるかが重要であり，ここから確実に人を前向きな将来へと押し出す力が生まれる。

　また，レジリエンスは近年明らかにされつつある中枢神経ニューロンの**可塑性**（plasticity）つまり再生力，柔軟性とも似た概念であることは興味深い。ちなみに，最近の薬物（抗精神病薬，抗うつ薬）の中には神経保護作用を持ち，レジリエンスを高める効果を持つものがあるといわれている。

7 精神保健医療の歴史

1 1900年から第二次世界大戦まで

　20世紀初頭の1900年（明治33年），精神障害者に対するわが国で始めての法律「**精神病者監護法**」が制定された。この法律は精神障害者の監禁と取締りを目的として「**私宅監置**」という制度を公に認めたものである。私宅監置とはその家に精神障害者が発生すると，自宅の一隅に檻（いわゆる座敷牢）を作り患者を監禁したことである。当時は精神科病院は全国に数えるほどしかなく，裕福な人たちしか入院することはできなかった。精神病者監護法がつくられる契機となったのは1883年（明治16年）に起こった**相馬事件**である。この事件は精神疾患に罹患した旧相馬藩主相馬誠胤を精神病でもないのに家令が不当に監禁し，入院させ，毒殺した（実際は糖尿病で死亡）として，旧藩士錦織剛清が当時の精神病院長らを告訴したものである。多数の有名人も巻き込んで10年以上にわたって世間，マスコミの関心を集める事件となった。この事件の教訓から明治政府は不法監禁を防ぐ目的で，私宅監置にあたっては警察へ届け出て許可と監督を受けることという制度を定めたのである。こうしてその後数多くの精神障害者が公に私宅監置されることになった。

120 第7章 精神保健医療の歴史

この制度は戦後（昭和25年）「精神衛生法」の施行によって廃止されるまで実に50年の長い間存続していた。

東京帝国大学教授の呉秀三は全国の私宅監置の実情を6年間にわたってつぶさに調査し，その悲惨な状況を1918年（大正7年）「精神病者私宅監置の実況及び其の統計的観察」として報告した。その中で呉は「わが邦十万の精神病者は実にこの病を受けたるの不幸のほかに，この邦に生まれたるの不幸を重ぬるものと云うべし」という有名な言葉を残している。この「二重の不幸」はわが国の精神障害者の置かれていた状況を余すところなく表しており，この言葉は今日にいたるまでわが国の精神保健医療を考えるときの原点となっている。当時の全国調査によると，精神障害者6万5,000人のうち精神科病院入院者5,000人で，残りの6万人は私宅監置されるか放置されたままであった。明治以来の富国強兵の国策が精神障害者への処遇を顧みる余裕がなかったことを如実に物語っている。この報告がきっかけとなって1919年（大正8年）に「**精神病院法**」ができ，ようやく公的精神科病院の設立が計られたが，実際にはその設置は遅々たるもので，精神病院法が施行されてから16年経った昭和10年にいたっても公的精神科病院はわずか6か所（2,000床）のみで，他のほとんどを民間の病院に依存していた。このように，昭和になっても第二次世界大戦までは精神障害者対策には何らの進展もみられなかったといって過言ではない。

20世紀初頭からのこの時期，精神医学の領域ではE.クレペリンによる統合失調症や躁うつ病の概念の確立（1899年），S.フロイトによる精神分析学の創始（1900年前後）など画期的な出来事があったが，精神疾患に対する治療法としてはまだ薬物もなく，未発達であった。進行麻痺にたいする**マラリア療法**（1917年），躁うつ病に対する**持続睡眠療法**（1922年），統合失調症に対する**インスリン・ショック療法**（1935年），統合失調症や躁うつ病に対する**電気けいれん療法**（1938年），さ

らに**精神外科的療法**（1935 年）などが行われ，当時としてはそれなり
の効果を挙げたが，いずれも患者にとっては負担の大きい，苦痛を伴う
治療であった。

② 第二次世界大戦より現在まで

　1945 年（昭和 20 年），終戦を迎えたが，戦時中わが国の精神科病院
は大きな被害を受け，戦火や経営難などにより戦前全国で 2 万 5,000 床
あった精神科病床数が，終戦時にはわずか 4,000 床に激減していた。ま
た入院患者の多くが栄養失調や感染症のため死亡した。戦後間もなく
1950 年（昭和 25 年）に新しく「**精神衛生法**」が施行されたが，この法
律の中でようやく精神障害者の医療と保護，精神疾患の発生予防，国民
の精神健康の保持向上がうたわれるようになり，精神科医療のあらたな
時代が始まったといえる。精神衛生法はその後 30 数年にわたってわが
国の精神障害者の治療と処遇を策定するための基礎となったものであ
る。

　なお，戦後の精神医学の重要な出来事の 1 つとして 1952 年にフラン
スで発見された**クロルプロマジン**を始めとする**抗精神病薬**の開発があ
る。クロルプロマジンはわが国でも 1955 年（昭和 30 年）頃から統合失
調症に対して使われ始めた。精神科薬物療法の導入に伴って患者と治療
者との関係も成立しやすくなり，心理社会療法も次第に普及し，病棟の
雰囲気も開放的となるなど精神科医療に革命をもたらしたといわれてい
る。

　わが国では 1960 年（昭和 35 年）頃から全国的に**精神科病院ブーム**が
始まり，病床数は 1960 年には全国で 8 万 5,000 床であったものがその
後急速に増加し，15 年後の 1975 年（昭和 50 年）には 28 万床に達した

122　第7章　精神保健医療の歴史

（現在は約33万床）。

　このような急速な病床数の増加は精神障害者の精神科病院への新たな隔離収容を生んだが，現実の医療水準はそれに追いつかず，そのために起こった精神科病院での数々の不詳事件の原因となった。精神科病院の閉鎖性，密室性が世間に問われるようになり，患者の人権や社会復帰活動に多くの課題を残すことになった。

　一方欧米でも20世紀に入って精神障害者が増加し，それに伴って各地に大きな精神科病院が建設されるようになった。米国では1960年頃には入院患者数が55万人に達し，数千から1万を超える病床数を持つ巨大な州立病院が生まれていた。こうした巨大精神科病院ではやはり隔離，収容が中心となり，医療の実態は貧困なものであった。このような精神科病院の内情を告発したものの1つにケン・キージーの小説「カッコーの巣の上で」がある。この小説は後に映画化（1975年）され，多くの人びとに強烈な印象を与えた。ちなみに，米国ではすでに古く1908年に一市民クリフォード・ビアーズが自分自身の入院体験を「わが魂に会うまで」と題して出版，精神科病院の改革，改善を訴えたことはよく知られている。この主張はのちの米国の精神保健活動の口火となったといわれる。

　1963年，米国のケネディ大統領は年頭の教書の中で精神障害者対策に触れ，入院医療から地域精神保健活動へといわゆる**脱施設化政策**を進めることを提唱した。これによって多くの患者が病院から地域へと退院していき，1975年には入院患者数が20万人を割り，1980年代以降は12万人前後となっている（この点，現在でも32万人前後の患者が入院しているわが国と大きな違いである）。この急激な改革はその後いわゆるストリート・ピープルを生み出す原因になったとの批判もあるが，精神科医療の今日の流れを形づくったことは間違いない。米国の脱施設化，地域精神保健政策はいち早く，イタリア，イギリス，ドイツなどで

も取り入れられた。

　わが国では地域精神保健活動の地道な歩みはあったものの施策の点では諸外国に比べ大きく遅れていた。しかし，1984年（昭和59年）に起きた宇都宮病院事件（看護職員の暴力による入院患者の死亡事件）が国内外から激しい批判を浴び，これを契機に精神衛生法が改正されて，「精神保健法」（1987年，昭和62年）となり，患者の人権擁護と社会復帰促進とを2つの柱とした法律の整備が行われた。ここにようやく世界の精神科医療の流れに乗ることができたのである。

　さらに「障害者基本法」（1933年，平成5年），「地域保健法」（1944年，平成6年）などの成立をうけて，精神保健法は「精神保健及び精神障害者福祉に関する法律（略称：精神保健福祉法）」（1995年，平成7年）に改められ，はじめて精神障害者も身体障害者，知的障害者とならんで福祉施策の対象となった。また精神障害者の自立と社会経済活動への参加のための援助が法律の目的に加えられ，医療および保護，保健および福祉という2つの柱が立てられた。1999年（平成11年）には精神保健福祉法の一部が改正され，人権に対する配慮が一層求められるようになった。

　また2005年（平成17年）には「障害者自立支援法」が成立し，それまで別個の制度になっていた身体障害者福祉法，知的障害者福祉法，精神保健福祉法におけるサービス給付部分を一元化することになった。これに伴って精神保健福祉法における精神通院公費負担制度や社会復帰施設部門などが障害者自立支援法に移行，再編された。

　一方，同年にはすでに述べたような発達障害についての理解が深まるとともに，その支援に関する法律「発達障害者支援法」が定められた。翌2006年（平成18年）には年間3万人を超える自殺者が続く現状に対して「自殺防止対策基本法」が作られた。

　また認知症の急速な増加を背景に2012年（平成24年）にオレンジプ

124　第7章　精神保健医療の歴史

ラン「認知症施策推進5ヵ年計画」がさらに2015年（平成27年）に新
オレンジプラン「認知症施策推進総合戦略」が定められた。

　なお，2014年（平成26年）にはわが国も国連の障害者権利条約を批
准している。

　以上，主に制度の面からわが国における精神保健医療の歴史をたどっ
てみたが，現在の精神保健医療福祉の政策は2004年（平成16年）に公
表された「精神保健福祉の改革ビジョン」の内容に沿って進められてお
り，2009年（平成21年）には5年間の取り組みの成果と政治・経済状
況や医療福祉環境の変化を踏まえて，さらに重点的施策を推進すること
になっている。その主な内容は，①基本方針として「入院医療中心から
地域生活中心へ」という施策の推進，②「受け入れ条件」が整えば退院
可能な者については，精神病床の機能分化や地域・生活支援体制の強化
で対応する，③国，都道府県，市町村はそれぞれの地域の実態に応じて
医療，保健，福祉の計画的な取り組みを進めることなどである。この背
景には本書の「はじめに」でも述べたが，近年精神疾患患者が急激に増
加しているという事情がある。

　わが国の精神科医療は歴史の中で触れたように入院処遇を中心とした
収容型の医療体制が長年にわたって続いてきたため，今でも地域医療と
しての仕組みや展開が他の医療分野より遅れており，地域の人びとのた
め十分な医療や福祉が提供されていない実態がある。精神障害者が地域
の中で一般の人びととよいパートナーシップを築き，差別のない普通の
生活ができるようになることが施策の最終の目標である。それには法改
正だけで問題が解決するわけではなく，精神科医療・保健・福祉にたず
さわる専門職の努力や一般の人びとの理解と協力とがこれからの新しい
精神保健医療の歴史を形作っていくという点も忘れてはならないことで
ある（**付表参照**）。

付表

§精神保健医療の歴史

日本の動き		諸外国の動き	
701	大宝律令（精神障害を病気「癲狂」とする考え	古代ギリシャ	ヒポクラテス（精神障害の医学的記述）
1072	京都岩倉村大雲寺の霊泉が第71代後三条天皇第3皇女の"もののけ"を癒す	700	アイルランドのディンフナ王女伝説（ベルギーのゲールで父によって殺される。その遺体に触れると奇跡的に精神病者が治癒した）
1765	大雲寺に精神障害者のコロニー成立（家庭看護の始まり）	1250	ゲールに精神障害者コロニー形成始まる
1875（M8）	京都府癲狂院開設（最初の公的病院）	1793	P.ピネル：パリのビセートル病院で精神病者を鎖から解放―道徳療法の提唱
1879（M12）	東京府癲狂院開設（現在の都立松沢病院）	1830	J.コノリー：無拘束療法
1883（M16）	相馬事件起こる	1895	S.フロイト「精神分析学」創始
1886（M19）	榊俶：日本人による最初の精神病学講義	1899	E.クレペリン：早発痴呆（統合失調症）と躁うつ病の概念確立
1900（M33）	「精神病者監護法」（私宅監置責任）	1908	C.W.ビアーズ「わが魂にあうまで」出版（米国精神衛生運動の始まり）
1902（M35）	呉秀三「精神病者慈善救治会」設立（わが国精神衛生運動の始まり）	1917〜1938	各種身体療法の発見（発熱療法，インスリン・ショック療法，電気けいれん療法）
1918（T7）	呉秀三・樫田五郎「精神病者私宅監置ノ実況及ビ其統計的観察」		
1919（T8）	「精神病院法」（精神病者の収容化）	1946	M.ジョーンズ：治療的共同社会

126 第7章 精神保健医療の歴史

日本の動き		諸外国の動き	
1950 (S25)	「精神衛生法」（私宅監置の禁止，医療と保護の充実）	1948	世界精神衛生連盟（WFMH）結成
1960 (S35)〜	精神病院ブーム始まる（8.5万床→25万床→36万床）	1952	抗精神病薬クロルプロマジンの発見（薬物療法時代始まる）
1964 (S39)	精神障害者によるライシャワー駐日米国大使刺傷事件	1960	米国で入院患者55万人（→12万人）
1965 (S40)	「精神衛生法」一部改正（通報強化，精神衛生センター，通院医療費公費負担）	1962	ケン・キージー「カッコーの巣の上で」（1975年映画化）
1968 (S43)	WHO顧問 D. H. クラーク勧告（地域精神保健）	1963	J. F. ケネディ大統領「精神病及び精神遅滞に関する特別教書」（脱施設化政策）―地域精神保健センター法
1984 (S59)	宇都宮病院事件（看護職員による患者への暴力）	1970〜1980代	脳科学の進展
1987 (S62)	「精神保健法」（精神保健指定医，人権擁護，社会復帰促進）	1980	米国精神医学会「精神疾患の診断・統計マニュアル」（DSM-Ⅲ）の刊行
1993 (H5)	「障害者基本法」（身体・知的・精神の3障害をまとめる）	1991	国連総会「精神病者の保護及び精神保健ケア改善のための諸原則」（国連原則）
1994 (H6)	「地域保健法」（保健所と市町村の役割強化）	1993	WFMH日本開催
1995 (H7)	「精神保健福祉法」（自立と社会参加，精神障害者保健福祉手帳）	1996	世界精神医学会（WPA）アンチ・スティグマ・キャンペーン開始―「こころの扉を開く」
2005 (H17)	「障害者自立支援法」「発達障害者支援法」	2002	WPA日本開催（精神分裂病→統合失調症へ呼称変更）

日本の動き		諸外国の動き	
2006 (H18)	「自殺防止対策基本法」	2006	国連障害者の権利に関する条約
2011 (H23)	「障害者虐待防止法」		
2012 (H24)	「認知症施策推進5ヵ年計画」		
2013 (H25)	「障害者総合支援法」 「障害者差別解消法」 第6次医療計画で精神疾患が5大国民病の1つになる いじめ防止対策推進法	2013	DSM-5
2014 (H26)	過労死等防止対策推進法 ストレスチェック制度		
2015 (H27)	「認知症施策推進総合戦略」		

128

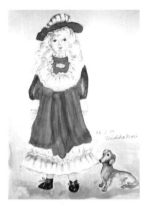

索 引

あ

アイデンティティ　43
アウトリーチ（訪問型）サービス　106
アスペルガー障害　30
アスペルガー症候群　30
アパシーシンドローム　44
アルコール依存症　71
アルコール患者匿名会　73, 108
アルツハイマー型認知症　77
アルツハイマー原線維変化　77
青い鳥症候群　44
愛着行動　31
愛着障害　31

い, う, え

イド（エス）　25
いじめ　91, 93, 94
いのちの電話　109
育児ノイローゼ　89
依存性薬物　57
一次予防　105
陰性症状　54
うつ病　49, 66, 73, 93, 96, 99
うつ病性昏迷　68
エディプス・コンプレックス　25

か

カナー症候群　29
可塑性　118
過食症　46
過敏性腸症候群　99

過労死　100
過労自殺　100
仮性認知症　81
仮面うつ病　68, 81
家庭内暴力　89
介護保険制度　82
概日リズム　74
回避性パーソナリティ障害　51
核家族化　86
学級崩壊　94
学校恐怖症　91
学習障害　35, 41
覚せい剤　59
葛藤　114
空の巣症候群　64
感情失禁　76
間脳　15

き

キーパーソン　108
ギャング・エイジ　34
記憶障害　78
危機　111
危機介入　109
気分障害　66
気分変調性障害　70
季節性感情障害　70
基本的信頼　21
急性アルコール精神病　72
居宅生活支援　107
境界性パーソナリティ障害　50
狭義の精神保健　1
強直間代発作　39
強迫観念　48

強迫行為　48
強迫性障害　48
緊張型　55

け,こ

ゲーム障害　61
軽度認知障害　78
血管性認知症　79
欠神発作　39
幻覚剤　60
現代型うつ病　99
コーピング　117
コカイン　58
子育てストレス　88
子どもの自殺　95
高機能自閉症　30, 41
高次脳機能障害　16
高齢社会　82, 88
後頭連合野　14
校内暴力　92
更年期障害　64
抗うつ薬　69
抗精神病薬　55, 121
抗認知症薬　83
広義の精神保健　1
広汎性発達障害　30, 41

さ

再発予防　106
産後うつ病　64, 89
産褥精神病　64
三次予防　106

し

シナプス　12

シモンズ病　46
思春期　42
思春期危機　43
思春期妄想症　48
自我　25
自我同一性　21, 22, 43
自我同一性障害　92
自己愛性パーソナリティ障害　51
自己臭恐怖　48
自殺（者）　71, 100, 108
自然災害　104
自閉症　29
自閉症スペクトラム障害　30
施設症候群　31
視線恐怖　48
私宅監置　119
児童虐待防止法　32
社会（社交）恐怖　47
社会（社交）不安障害　47
醜形恐怖　48
重症対人恐怖　47
執着性格　67
循環気質　67
障害者自立支援法　123
障害調整生命年　3
状況的危機　112
少子化　87
情緒志向型コーピング　115
小脳　15
常用量依存　61
職場不適応　98
人為災害　104
神経細胞　11
神経症　32
神経症性障害　32, 47
神経性習癖　32
神経性大食症　46
神経性無食欲症（拒食症）　45

心身症　99
心的外傷後ストレス障害　89, 104, 109
身体依存　57

す

スクールカウンセラー　95
ステューデント・アパシー　43
ストレス　117
ストレス関連疾患　99
睡眠時無呼吸症候群　74
睡眠相後退症候群　74
睡眠不足症候群　73
睡眠薬依存　61

せ

セルフヘルプグループ　108
せん妄　81
脆弱性　52
生活習慣病　79
生活の質　83
精神依存　57
精神衛生法　121
精神保健　1, 96
精神保健福祉センター　107
精神保健福祉法　123
精神保健法　123
精神病院法　120
精神病者監護法　119
赤面恐怖　47
摂食障害　45
前頭側頭型認知症　80
前頭連合野　14
選択的セロトニン再取り込み阻害薬　49

そ

早期幼児自閉症　29
双極性うつ病　66, 70
双極性障害　66
躁転　70
素行（行為）障害　37, 90, 94
側頭連合野　14

た, ち

大うつ病性障害　66
大脳皮質　14
大麻　59
対処行動　117
対人恐怖　47
脱施設化政策　122
単極性うつ病　66
単身赴任　86
断酒会　73
男女雇用機会均等法　86
地域社会　104
地域精神保健　105
知的障害　38
知能指数（IQ）　38
注意欠如・多動性障害　36, 94
超自我　25

て, と

テクノ依存症　102
テクノストレス　101
てんかん　39
てんかん発作　39
手首自傷　47
ドメスティック・バイオレンス　89
同一性拡散症候群　43

動因喪失症候群　58
登校拒否　91
統合失調症　52, 92
頭頂連合野　14
特異的発達障害　36
特別支援教育　41

に, の

ニューロン　11
二次的 PTSD　110
二次予防　106
日内変動　68
認知機能障害　54
認知行動療法　70
認知症　77
認知症に伴う行動および心理症状　78
認知症高齢者　82
ノーマライゼーション　107
脳幹　15

は, ひ

パーソナリティ障害　49, 50
パニック障害　49
パニック発作　49
パラサイトシングル　87
破瓜型　54
廃用性萎縮　75
発達課題　19
発達障害　28, 36, 40
発達障害者支援法　41
発達段階　21
発達的危機　112
発病危険精神状態　56, 106
ピーターパン・シンドローム　44
ピック病　79
ひきこもり　45

被虐待児症候群　32
非行　38
病前性格　67

ふ, へ, ほ

フラッシュバック　60, 110
不登校　91
不眠症　73
複雑部分発作　39
ヘロイン　58
保健所　107
防衛機制　114

ま, め, も

マタニティ・ブルーズ　63
まだら認知症　79
麻薬　58
メタンフェタミン　59
メランコリー親和型性格　66
メンタルヘルス　1, 96
モルヒネ　58
妄想型　54
燃えつき症候群　101
森田神経質　47
問題志向型コーピング　115

や, ゆ, よ

夜間せん妄　81
薬物依存　57
薬物乱用　57
有機溶剤　58
陽性症状　54
欲求不満　114
抑うつ障害　66

ら,り

ライフサイクル　17
リスト・カット　47
リハビリテーション　106
リビドー　24
リワーク　103
離婚　87
離脱症状　58, 72
臨床心理士　95

れ,ろ

レジリエンス　118
レビー小体型認知症　80
労災認定　100
老年期うつ病　81
老年期妄想状態　81
老人斑　77
老人保健法　82

欧文

DV 防止法　89
LSD25　60
MDMA　60
QOL　83

著者紹介

森　温理（もり あつよし）

1925年　群馬県生まれ
1951年　東京慈恵会医科大学卒業
　　　　米国ベイラー医科大学留学
　　　　東邦大学医学部教授を経て
1979年　東京慈恵会医科大学教授
1991年　同大学を退職後　客員教授
　　　　専攻は精神医学
著書　　『てんかん』
　　　　『精神医学テキスト』
　　　　『第三世代の抗うつ薬』
　　　　『やさしい向精神薬の使い方』
　　　　『脳と心をみる』
　　　　『追い続ける夢―私の精神医学回想記』など

こころの健康と精神保健

定価（本体 1,400円＋税）

2012年 1 月 10 日　初版発行
2019年 3 月 25 日　　第 2 版

著　者　森　温理
カット　森　三智子
発行者　七海　英子
装　丁　辻野　淳晴
印　刷　株式会社アルキャスト

発行所　株式会社 医学出版社
〒113-0033　東京都文京区本郷 3 -16- 6 -802
TEL 03-3812-5997　　FAX 03-3868-2430
ISBN978-4-87055-140-4　C3047　￥1400

JCOPY 〈㈳出版者著作権管理機構　委託出版物〉
本書の無断複写は著作権法上での例外を除き禁じられています。
複写される場合は，そのつど事前に，㈳出版者著作権管理機構
（電話03-3513-6969 FAX03-3513-6979 e-mail：info@jcopy.or.jp）
の許諾を得てください。